Anne Iburg

111 REZEPTE

Morbus Crohn und Colitis ulcerosa

MIT DER RICHTIGEN ERNÄHRUNG BESCHWERDEN UND AKUTE SCHÜBE VERRINGERN

Entzündungen lindern, Mikrobiom stärken

humboldt

INHALT

VORWORT

Liebe Leserin, lieber Leser,

die chronisch-entzündlichen Darmerkrankungen (CED) Morbus Crohn und Colitis ulcerosa halten für dich als Betroffene und Betroffener sicherlich eine Vielzahl von Herausforderungen bereit – auch in puncto Ernährung. Umgekehrt kann die richtige Ernährung einen positiven Einfluss darauf haben, wie du dich fühlst – sowohl körperlich als auch mental.

Mit diesem Ratgeber möchte ich dich auf deinem Weg zu einer ausgewogenen, darmgesunden Ernährung unterstützen. Ich möchte dir wissenschaftlich fundierte und praxisnahe Informationen an die Hand geben, die dir helfen, deine Ernährung individuell auf deine Bedürfnisse abzustimmen. Dabei geht es nicht um strikte Regeln oder Verbote, sondern um Orientierung und Inspiration, die dir durch deine Entscheidungen beim Essen mehr Lebensqualität geben.

Du wirst feststellen, dass es nicht die eine, „große, perfekte Lösung" gibt. Jede CED ist so individuell wie der Mensch, der mit ihr lebt. Daher lege ich besonderen Wert darauf, die unterschiedlichen Phasen deiner Erkrankung – ob Schub oder Remission – zu berücksichtigen und dir flexible Ansätze zu bieten, die du im Alltag möglichst einfach umsetzen kannst.

Neben theoretischem Wissen findest du praktische Tipps, leckere Rezepte und Hinweise, wie du deine Ernährung an deine ganz persönliche Situation anpassen kannst. Durch dieses Buch hoffe ich aufzuzeigen, wie du einen Nährstoffmangel vermeiden, deine Verdauung entlasten und gleichzeitig den Genuss am Essen bewahren kannst.

Dieser Ratgeber ist mehr als eine Liste von Lebensmitteln! Er soll dir helfen, deinen Körper besser zu verstehen, mit ihm zu arbeiten und die Kontrolle über dein Wohlbefinden zurückzugewinnen. Jeder Mensch mit CED ist einzigartig, und so verhält es sich auch mit dem Weg zur Linderung.

Ob du dich gerade mitten in einem Schub befindest oder eine beschwerdefreie Phase genießt: Ich möchte dich ermutigen, achtsam mit dir umzugehen, ohne dabei den Genuss am Essen zu verlieren. Du bist nicht allein auf diesem Weg. Mein Wunsch ist es, dass du mit mehr Sicherheit, Wohlbefinden und Freude essen kannst – trotz der Herausforderungen, die eine CED mit sich bringt.

Vielen Dank, dass du mir dein Vertrauen schenkst. Ich wünsche dir viel Spaß beim Ausprobieren der Rezepte.

Mit den besten Wünschen für deine Gesundheit und dein Wohlbefinden

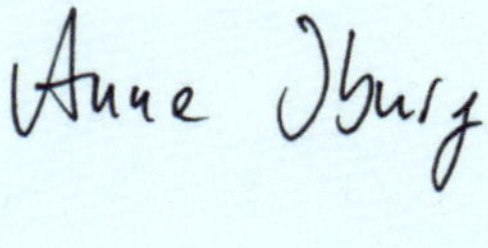

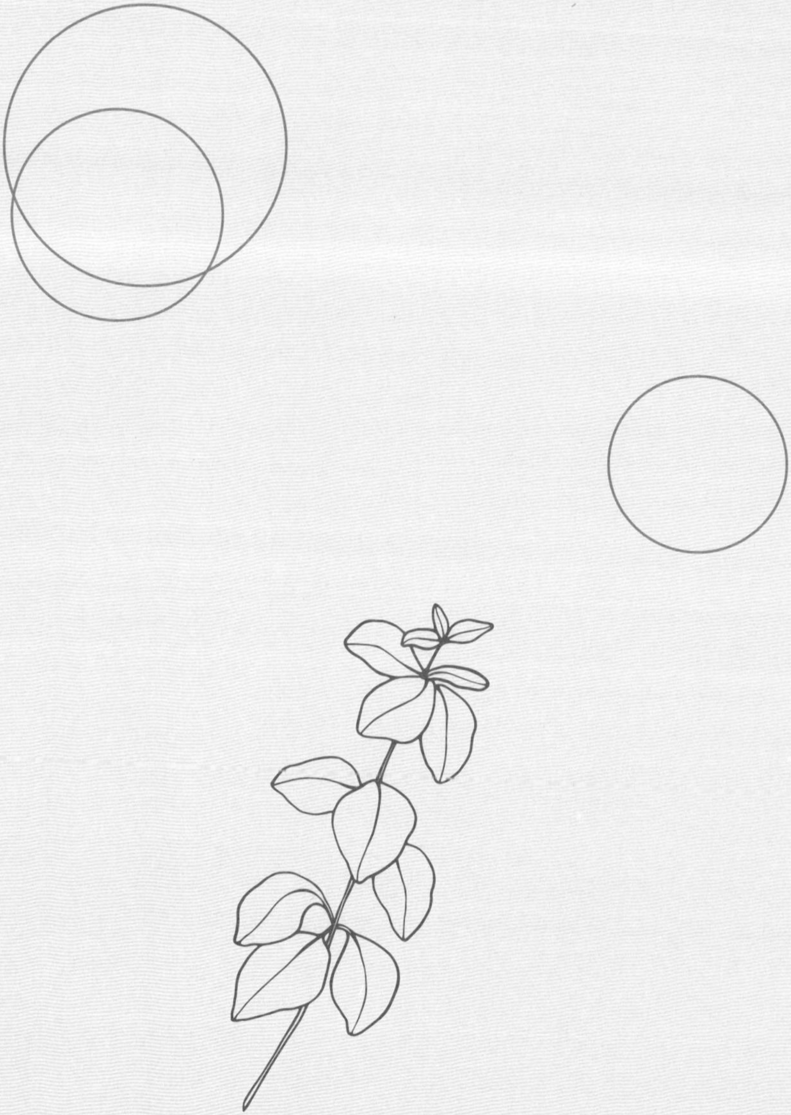

GRUNDLAGEN: WAS DU ÜBER CED WISSEN SOLLTEST

Auch wenn chronisch-entzündliche Darmerkrankungen derzeit nicht heilbar sind, können die Symptome durch gezielte Behandlungen deutlich gelindert werden. Mit der richtigen Therapie und Lebensweise kannst du deine Erkrankung gut kontrollieren und ein hohes Maß an Lebensqualität bewahren. In diesem Kapitel starten wir zunächst damit, wie dein Verdauungssystem und dein Mikrobiom funktionieren, damit du ein besseres Verständnis für deinen Körper und deine Darmbeschwerden gewinnst.

Der Weg der Nahrung durch den Körper

Chronisch-entzündliche Darmerkrankungen (CED) sind lang anhaltende Entzündungen des Darms bzw. des Magen-Darm-Trakts. Zu den häufigsten Formen zählen Morbus Crohn und Colitis ulcerosa. In Deutschland nimmt die Zahl der Betroffenen stetig zu – Männer und Frauen sind dabei etwa gleich häufig betroffen.

Die ständige Auseinandersetzung mit Entzündungen, Schmerzen und Verdauungsproblemen kann herausfordernd sein und erfordert viel Geduld und Verständnis für den eigenen Körper. Doch während Medikamente und Therapien eine wichtige Rolle spielen, wird eines oft unterschätzt: die Kraft der Ernährung. Was wir essen, beeinflusst nicht nur, wie viel Energie wir haben, sondern auch das empfindliche Gleichgewicht unseres Darms. Die richtige Ernährung kann dir dabei helfen, Symptome zu lindern, Entzündungen zu verringern und das Mikrobiom – die Billionen von Mikroorganismen, die in unserem Darm leben – zu stärken. Gleichzeitig gibt es Nahrungsmittel, die deine Beschwerden verstärken und dein Wohlbefinden beeinträchtigen können.

Sehen wir uns also an, was eigentlich passiert, wenn wir essen. Täglich gelangt eine Vielzahl unterschiedlichster Lebensmittel in unseren Körper. Um das Gegessene nutzen zu können, muss der Magen-Darm-Trakt die darin enthaltenen Nährstoffe aufschließen und verwerten – er verdaut. Zu den Verdauungsorganen gehören Mund, Speiseröhre, Magen und Darm.

In Mund und Speiseröhre beginnt die Verdauung

Der Verdauungsprozess beginnt in der Mundhöhle. Die Zähne zerkleinern die Nahrung, sie wird mit Speichel vermischt und so schluckfähig. Durch das Schlucken gelangt der Speisebrei in die Speiseröhre. Das Schlucken ist einer der kompliziertesten Reflexe, die im menschlichen Körper ablaufen: Mehr als zwanzig Muskeln sind daran beteiligt, bis der Speisebrei in den Magen gelangt.

Der Nahrungsbrei wird im Magen gemischt

Durch die dehnbaren Magenwände vermengt sich der Speisebrei mit dem Magensaft. Dabei werden die Speisen weiterhin zerkleinert. Täglich produziert dein Magen ca. zwei Liter Magensaft. Er setzt sich aus Wasser, Salzsäure, Schleim und Enzymen zusammen. Die aggressive Magensäure tötet Bakterien ab und hilft dabei, Proteine aufzuspalten. Eine Schutzbarriere sorgt dafür, dass die Magensäure die empfindlichen Zellen der Magenwand nicht angreift.

Im Dünndarm erfolgt die Nährstoffaufnahme

Durch den Magenpförtner, den Schließmuskel am Magenausgang, entleert sich der Mageninhalt portionsweise in den Zwölffingerdarm (Duodenum), den ersten kurzen Abschnitt des Dünndarms. Dort geben Leber, Galle sowie Bauchspeicheldrüse zusammen mit der Dünndarmschleimhaut selbst weitere Verdauungssekrete mit speziellen Enzymen zum Speisebrei. Durch Letztere werden die Nahrungsbestandteile weiterhin zerlegt. Unser Essen kann nur dann die Dünndarmschleimhaut passieren, wenn die Nährstoffe in kleine Einheiten, die dann transportfähig sind, zerlegt werden.

Enzyme tun dies und sind spezialisiert auf die verschiedenen Nährstoffe. Eine Reihe von Enzymen zerlegt Kohlenhydrate wie Stärke und Zucker in Einfachzucker, die im oberen Teil des Dünndarms resorbiert, also aufgenommen werden.

Auch das Eiweiß in der Nahrung wird durch eine Vielzahl von Enzymen aufgespalten: Der Hauptresorptionsort ist der mittlere

Abschnitt des Dünndarms, das Jejunum. In der Bürstensaummembran der Darmzellen wird es unter anderem in freie Aminosäuren zerlegt, die ebenfalls resorbiert werden.

Wenn Fette in den Dünndarm gelangen, wird das Hormon Cholecystokinin (CCK) ausgeschüttet. Es stimuliert die Gallenblase, Gallensäure freizusetzen. Durch Gallensäuren lösen sich große Fetttröpfchen auf, wodurch die Fettverdauung erst möglich ist. Spezielle Enzyme aus der Bauchspeicheldrüse spalten das Nahrungsfett in freie Fettsäuren. Mithilfe von wasserlöslichen Transportstrukturen, den Mizellen, können die Fette die wässrige Umgebung des Darms durchqueren. Bei ihrer Resorption gelangt das Nahrungsfett nicht direkt ins Blut, sondern wird über das Lymphsystem transportiert.

Die Aufnahme der Vitamine, Spurenelemente und Mineralstoffe in das Körperinnere (Resorption) erfolgt ebenfalls an unterschiedlichen Orten im Dünndarm. Im oberen Teil des Dünndarms werden vor allem Kalzium und die fettlöslichen Vitamine A, D, E, K sowie die wasserlöslichen Vitamine B1, B2, Niacin, Biotin und Folsäure aufgenommen. Im mittleren Teil des Dünndarms werden eher Vitamin C, Zink, Chrom, Mangan und Molybdän resorbiert, im untersten Teil vor allem Vitamin B12, aber auch Folsäure, Vitamin C, D und Kalzium sowie Magnesium.

Die Eigenbewegungen des Dünndarms (Peristaltik) transportieren den verbliebenen Speisebrei durch den Dünndarm zum Dickdarm. Diese rhythmischen Muskelkontraktionen entstehen durch das koordinierte Zusammenziehen und Entspannen der ringförmigen und längsverlaufenden Muskelschichten in der Darmwand.

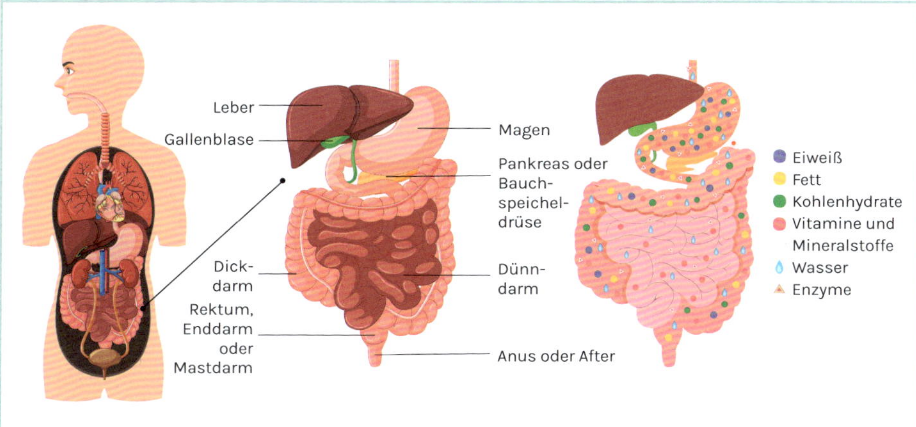

Unsere Verdauungsorgane und die Aufnahme von Nährstoffen in unseren Darm

Im Dickdarm wird der Stuhl geformt

Der Dickdarm (Colon) ist für die Ausscheidung unverdaulicher Nahrungsreste, abgestorbener Zellen und Bakterien zuständig. Er spielt eine entscheidende Rolle bei der Wasser- und Elektrolytresorption, der Eindickung des Stuhls und der Fermentation unverdaulicher Nahrungsbestandteile durch Darmbakterien.

Jeden Tag resorbiert der Dickdarm etwa 1,5 Liter Wasser aus dem Nahrungsbrei, wodurch der Stuhl eingedickt wird. Natrium, Chlorid und Kalium werden aktiv resorbiert, um den Elektrolythaushalt zu regulieren. Der Stuhl wird im Enddarm (Rektum) bis zur Ausscheidung gespeichert.

Das Colon beherbergt eine Vielzahl von Darmbakterien, das sogenannte Mikrobiom oder die Darmflora, die unverdauliche Nahrungsbestandteile wie Ballaststoffe fermentieren. Dabei entstehen kurzkettige Fettsäuren, die von den Darmzellen als Energiequelle genutzt werden und entzündungshemmend wirken. Gase wie Methan, Wasserstoff und Kohlendioxid werden ebenfalls produziert und teilweise resorbiert. Die Darmbakterien stellen auch Vitamin K und Biotin her – jedoch nicht in ausreichenden Mengen.

Der Dickdarm ist außerdem ein wichtiger Teil des Immunsystems. Die Darmflora verhindert das Wachstum krankmachender Keime und trainiert unser Immunsystem.

Wenn die Verdauung aus dem Gleichgewicht gerät

Morbus Crohn und Colitis ulcerosa bringen das fein austarierte System unserer Verdauung nachhaltig durcheinander. Die genauen Auslöser hierfür sind noch nicht vollständig geklärt. Es wird jedoch angenommen, dass ein komplexes Zusammenspiel aus genetischen, immunologischen und umweltbedingten Faktoren zu ihrer Entstehung beiträgt, es handelt sich also um multifaktorielle Krankheiten.

Genetische Ursachen

Genetische Faktoren spielen eine wesentliche Rolle bei der Entstehung von Morbus Crohn und Colitis ulcerosa. Obwohl CED nicht direkt vererbt wird, erhöht eine familiäre Vorbelastung das Risiko deutlich. So haben Verwandte ersten Grades von Menschen mit Morbus Crohn ein bis zu zehnfach erhöhtes Risiko, zu erkranken, als Personen, bei denen diese Erkrankung nicht in der Familie auftritt. Auch bei Colitis ulcerosa gibt es eine familiäre Häufung, und das Risiko bei Verwandten ist erhöht, aber weniger deutlich als bei Morbus Crohn. Allerdings reicht eine genetische Vorbelastung allein nicht aus, damit eine CED ausbricht.

Das Immunsystem als Auslöser

Das Immunsystem schützt unseren Körper vor Krankheitserregern wie Bakterien und Viren. Im Darm gibt es besonders viele Bakterien – die meisten sind harmlos oder sogar nützlich. Das Immunsystem muss also genau unterscheiden: Was ist gefährlich und was nicht?

Bei CED greift dein Immunsystem harmlose Darmbakterien oder sogar den eigenen Darm an – als ob die beiden gefährlich wären. Bei Morbus Crohn kommt es zu einer Barrierestörung der Darmwand. Die Bakterien dringen leichter ein, weil das Immunsystem Abwehrzellen, sogenannte T-Zellen, in alle Schichten der Darmwand schickt. Diese Zellen setzen bestimmte Stoffe frei, die die Entzündung verstärken und zu tiefen Entzündungen, Geschwüren und sogar Fisteln führen können.

Bei Colitis ulcerosa ist das Immunsystem auf etwas andere Weise zu aktiv und greift hauptsächlich die oberste Schicht des Darms, die Schleimhaut an, wobei andere Entzündungsstoffe eine Rolle spielen als bei Morbus Crohn. Die Entzündung bleibt meist auf den Dickdarm beschränkt und ist nicht so tief wie bei Morbus Crohn.

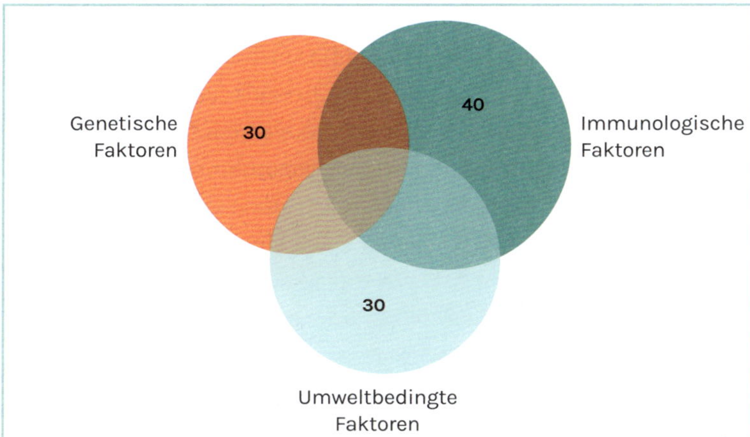

Auslöser von CED: Überlappung mehrerer Faktoren

Einfluss von Umweltfaktoren

Obwohl genetische und immunologische Faktoren eine wichtige Rolle spielen, können auch Umweltfaktoren den Beginn und Verlauf von Morbus Crohn und Colitis ulcerosa erheblich beeinflussen. Neben dem falschen Essen haben Rauchen, negativer Stress und Umweltverschmutzung sowie einige Medikamente nach Studienlage einen deutlichen Einfluss auf das Entzündungsentstehen in deinem Darm.

An erster Stelle steht die Ernährung, eine Stellschraube, auf die du mithilfe der Rezepte in diesem Buch erheblichen Einfluss nehmen kannst (siehe S. 49). Mit einer gesunden, ausgewogenen Ernährung kannst du Entzündungen besser kontrollieren und Schübe vermeiden. Das Wichtigste im Überblick:

- Eine Ernährung mit viel Fett und Zucker kann das Risiko für CED erhöhen. Solche Nahrungsmittel beeinflussen deine Darmflora so stark, dass es zu einer Fehlreaktion des Immunsystems kommen kann.
- Zu wenig Ballaststoffe können das Wachstum nützlicher Bakterien im Darm hemmen und so Entzündungen fördern.
- Es gibt Hinweise, dass ein hoher Konsum von Milchprodukten oder rotem Fleisch das Risiko für Morbus Crohn und Colitis ulcerosa erhöhen kann. Die Ergebnisse zu Milch lassen sich nicht auf Europa übertragen, da die Zusammensetzung der Inhaltsstoffe in Milch in den USA aufgrund der Züchtung und Haltung der Kühe anders als in Europa ist. Ein Verzicht auf fermentierte Milchprodukte ist sogar eher von Nachteil.

Die Rolle des Mikrobioms

Colitis ulcerosa und Morbus Crohn sind durch eine Entzündung der Darmschleimhaut gekennzeichnet, verlaufen in Schüben und können die Lebensqualität erheblich beeinträchtigen. Ein wichtiger Faktor, der zunehmend in den Fokus der Forschung rückt, ist dabei die Rolle des Mikrobioms im Darm. Heute weiß man, dass durch die

Entzündung der Darmschleimhäute das Mikrobiom deutlich in Mitleidenschaft gezogen wird.

Das menschliche Mikrobiom besteht aus etwa 39 Billionen Bakterienzellen. Das entspricht in etwa der Anzahl der menschlichen Zellen im Körper – eine ganze Menge! Das Mikrobiom umfasst die Gesamtheit aller Mikroorganismen, also Bakterien, Viren und Pilze, die vor allem den Verdauungstrakt besiedeln. Die meisten dieser Mikroorganismen befinden sich im Dickdarm, doch auch Dünndarm, Haut, Mund, Lunge und andere Schleimhäute sind dicht besiedelt. Das Mikrobiom spielt eine zentrale Rolle für deine Gesundheit, deine Verdauung, dein Immunsystem und sogar für deine Psyche.

Es setzt sich aus ca. 500 bis 1000 verschiedenen Bakterienarten zusammen. Die genaue Anzahl und Zusammensetzung variieren stark, beeinflusst durch Genetik, Ernährung, Krankheiten, Alter, Umwelt und Lebensstil. Und das Mikrobiom ist nicht statisch – es verändert sich im Laufe des Lebens. Während der Geburt und in den ersten Lebensjahren baut es sich auf und bleibt bis ins hohe Alter dynamisch und anpassungsfähig. Das Gute daran: Auch durch die Ernährung lässt es sich verändern.

Bei CED sind Veränderungen im Mikrobiom zu erkennen. Dies wird als Dysbiose bezeichnet und spielt eine wichtige Rolle in Krankheitsentstehung und -verlauf. Sowohl bei Morbus Crohn als auch bei Colitis ulcerosa ist die Vielfalt der Bakterien im Darm verringert. Diese geringere Diversität wird allgemein mit einem weniger stabilen und gesunden Mikrobiom assoziiert. Bakterienarten, die entzündungshemmende Eigenschaften haben, sind bei CED-Betroffenen oft in geringeren Mengen vorhanden. Andere, eher krank machende Bakterien kommen häufiger vor, insbesondere bei Morbus Crohn.

Durch die Dysbiose werden weniger kurzkettige Fettsäuren (SCFAs) wie Butyrat produziert, die wichtig für die Darmgesundheit sind. Stattdessen können Stoffwechselprodukte entstehen, die entzündungsfördernd wirken. Ein gestörtes Mikrobiom kann auch die Durchlässigkeit der Darmschleimhaut beeinträchtigen, was dazu führt, dass mehr Mikroorganismen und Toxine in das Gewebe eindringen und Entzündungen auslösen (Leaky-Gut-Syndrom).

Aufgaben des Mikrobioms

Zu den Aufgaben des Mikrobioms gehört …

- die Verdauung von Ballaststoffen → Entstehung kurzkettiger Fettsäuren (SCFAs) → Förderung der Darmgesundheit
- das Training des Immunsystems → Abwehr schädlicher Erreger → Bildung einer Schutzbarriere im Darm → Verhinderung der Ausbreitung von Krankheitserregern
- die Produktion von Vitaminen wie Vitamin K, Biotin und Folsäure durch bestimmte Darmbakterien
- die positive Beeinflussung der Psyche über die Darm-Hirn-Achse
- die Produktion von Neurotransmittern wie Serotonin → Regulierung von Stimmung und Stresslevel

Ein gesundes Mikrobiom kann Entzündungen hemmen und das Risiko für chronische Krankheiten wie Colitis ulcerosa, Morbus Crohn, aber auch Diabetes, Herz-Kreislauf-Erkrankungen und Adipositas senken. Die Optimierung des Mikrobioms ist also ein entscheidender Schritt, um deine CED in Schach zu halten. Ein vielfältiges und ausgewogenes Mikrobiom verbessert deine Verdauung, Immunfunktion und somit das gesamte Krankheitsbild.

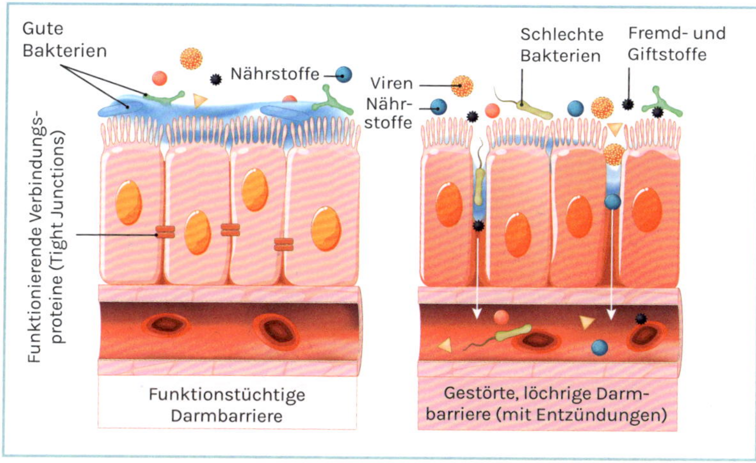

Links eine funktionstüchtige Darmbarriere, rechts eine löchrige

Die beiden Krankheitsbilder im Überblick

Morbus Crohn: Was da geschieht

Morbus Crohn ist eine chronisch-entzündliche Darmerkrankung, bei der das Immunsystem überreagiert und dabei die Darmschleimhaut angreift. Anders als bei anderen Erkrankungen betrifft Morbus Crohn den gesamten Verdauungstrakt – von Mund bis After –, allerdings mit gewissen Schwerpunkten und typischen Problemzonen. Am häufigsten ist jedoch der letzte Abschnitt des Dünndarms (Ileum) und der Dickdarm betroffen. Die Entzündung ist typischerweise segmental. Das heißt, dass sich entzündete Abschnitte mit gesunden Darmsegmenten abwechseln. Dies nennt man auch Pflastersteinphänomen.

Die genaue Ursache von Morbus Crohn ist nicht vollständig geklärt. Es wird wie bei allen CED angenommen, dass eine Kombination aus genetischen, immunologischen und umweltbedingten Faktoren die Erkrankung auslöst.

Bei Morbus Crohn laufen in der Regel im Dünndarm und Dickdarm Entzündungsreaktionen ab, die die gesunden Funktionen deines Darms stören. Dein Körper kann dein Essen nicht richtig verdauen sowie vollständig aufnehmen. Typische Symptome sind diffuse Bauchschmerzen, regelmäßige Durchfälle, und es kann langfristig zu einer Mangelernährung führen.

Die Symptome können stark variieren, abhängig davon, welcher Teil des Verdauungstrakts betroffen ist. Morbus Crohn verläuft wie Colitis ulcerosa in Schüben mit symptomfreien Phasen (Remission) und akuten Entzündungsphasen.

Betroffene leiden oft unter einer rapiden Gewichtsabnahme und einem Mangel an Vitamin B12, Folsäure, Eisen und Zink. Im Schub sind leichtes Fieber, Müdigkeit, Appetitlosigkeit und Unwohlsein mit Blähungen, Übelkeit und Erbrechen weitere häufige unspezifische Symptome.

Typische Symptome

Chronische Entzündung: Die Darmschleimhaut und auch tiefere Wandschichten sind dauerhaft entzündet. Das beeinträchtigt die Aufnahme von Nährstoffen, Wasser und Elektrolyten.

Störung der Darmbarriere: Durch die Entzündung wird die Barriere- und insbesondere die immunologische Funktion des Darms geschwächt. Krankheitserreger und Nahrungsbestandteile können tief in die Darmwand eindringen und Entzündungen im Darm auslösen.

Verdauungs- und Resorptionsprobleme: Ist der Dünndarm betroffen, führt dies zu einem Mangel an Mikronährstoffen, am häufigsten von Vitamin B12, Folsäure, Eisen oder Zink. Neben dem Gewichtsverlust tritt bei einigen Menschen ein Eiweißmangel auf.

Fettstuhl: Wenn Jejunum und Ileum betroffen sind, kann es auch zu Fettstühlen kommen. Die klassischen Fette müssten durch MCT-Fette (siehe S. 43) ersetzt werden. Langsames Einführen von MCT ist wichtig für die Verträglichkeit.

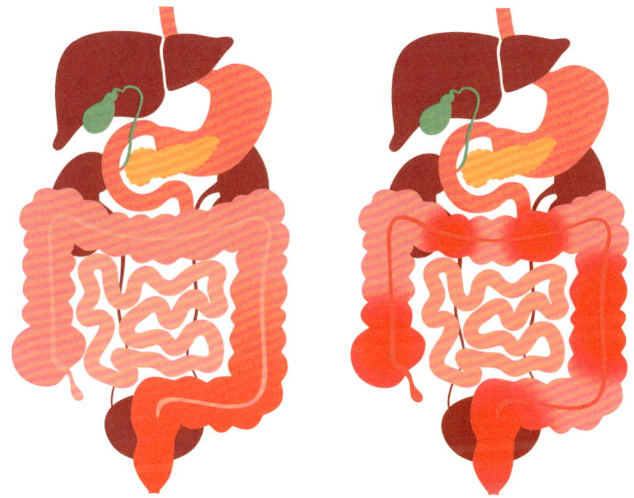

Morbus Crohn (rechts) und Colitis ulcerosa (links): Die Entzündungen betreffen unterschiedliche Darmabschnitte

Colitis ulcerosa: Was da geschieht

Colitis ulcerosa ist eine chronisch-entzündliche Darmerkrankung, die hauptsächlich den Dickdarm (Colon) und den Enddarm (Rektum), genauer die Schleimhaut, nicht die tieferen Wandschichten wie bei Morbus Crohn, betrifft. Die Erkrankung verläuft typischerweise in Schüben mit symptomfreien Phasen (Remission). Sie gehört wie Morbus Crohn zu den Autoimmunerkrankungen.

Bei Colitis ulcerosa wird durch die Entzündung die Dickdarmschleimhaut geschädigt. Dadurch können Wasser und Elektrolyte nicht mehr richtig resorbiert werden. In der entzündeten Schleimhaut können sich Geschwüre bilden. Es kann dann zusätzlich Blut und Schleim mit dem Durchfall abgesondert werden. Die geschädigte Schleimhaut erhöht das Risiko für Darminfektionen.

Typische Symptome

Die Symptome im Schub entstehen direkt durch die Entzündung der Schleimhaut des Dickdarms:

Blutige, schleimige Durchfälle: häufig bis zu 20× täglich. Oft tritt ein schmerzhafter Stuhldrang mit dem Gefühl unvollständiger Entleerung auf.

Allgemeinsymptome bei schweren Schüben: z. B. Müdigkeit, Gewichtsverlust, Fieber

Extraintestinale Symptome (bei ca. 25 % der Betroffenen), also Symptome, die außerhalb des Darms auftreten, etwa Gelenkentzündungen (Arthritis), Hautveränderungen (z. B. Erythema nodosum)

Therapie: So hilft dir dein Ärzteteam

Ein frühzeitiges Erkennen der Erkrankung sowie eine angepasste Behandlung können dir helfen, deine Lebensqualität deutlich zu verbessern und Komplikationen zu vermeiden. Fortschritte in der medikamentösen Therapie haben die Prognose für einen guten Verlauf erheblich verbessert.

Dennoch bleibt eine regelmäßige ärztliche Überwachung entscheidend, um die Erkrankung zu kontrollieren und das Risiko für Folgeerkrankungen wie Darmkrebs zu minimieren. Wenn du betroffen bist, profitierst du heutzutage von einem ganzheitlichen Ansatz, der nicht nur körperliche Symptome behandelt, sondern auch psychosoziale Aspekte berücksichtigt.

Diagnostische und therapeutische Verfahren

Mein Buch kann nicht den Besuch bei einem Spezialisten oder einer Spezialistin für chronisch-entzündliche Darmerkrankungen ersetzen. Für einen ersten Überblick findest du hier jedoch eine Übersicht der diagnostischen und therapeutischen Maßnahmen, die bei Morbus Crohn und Colitis ulcerosa durchgeführt werden. Sie zeigt dir, welche medizinischen Maßnahmen ergriffen werden können, um dir zu helfen.

UNTERSUCHUNG/ MASSNAHME	MORBUS CROHN	COLITIS ULCEROSA
Anamnese (Krankengeschichte)	Symptome wie Durchfall, Bauchschmerzen, Gewichtsverlust, Fieber	blutiger Durchfall, krampfartige Bauchschmerzen
körperliche Untersuchung	Druckschmerz im rechten Unterbauch, Fisteln, Abszesse	Druckschmerz im linken Unterbauch
Stuhluntersuchung	Entzündungsmarker (Calprotectin)	Entzündungsmarker (Calprotectin)
Blutuntersuchung	Entzündungswerte (CRP), Anämie, Eisenmangel	Entzündungswerte (CRP), Anämie
Koloskopie (Darmspiegelung)	segmentale Entzündung, „Pflastersteinrelief"	kontinuierliche Entzündung, beginnend im Rektum
Biopsie (Gewebeprobe)	tiefe Entzündung in allen Wandschichten	oberflächliche Entzündung (Mukosa)
Bildgebung (MRT, CT)	Fisteln, Abszesse, Darmverengungen (Stenosen)	weniger notwendig, da Colitis auf den Dickdarm begrenzt ist
Sonografie (Ultraschall)	Verdickung der Darmwand	Wandverdickung des Dickdarms
Therapie/ Medikamente	Kortison, Immunsuppressiva, Biologika (TNF-Hemmer)	5-ASA (Mesalazin), Kortison, Biologika
Ernährungstherapie	evtl. flüssige Kost bei Stenosen	leichte Vollkost während akuter Schübe
chirurgische Eingriffe	teilweise Darmentfernung (Resektion) bei Komplikationen	Entfernung des Dickdarms (Kolektomie) bei schweren Verläufen
Langzeitüberwachung (Screening)	regelmäßige Darmspiegelung zur Krebsvorsorge	regelmäßige Koloskopien zur Krebsvorsorge
psychosoziale Unterstützung	Stressbewältigung, Psychotherapie	Stressbewältigung, Psychotherapie

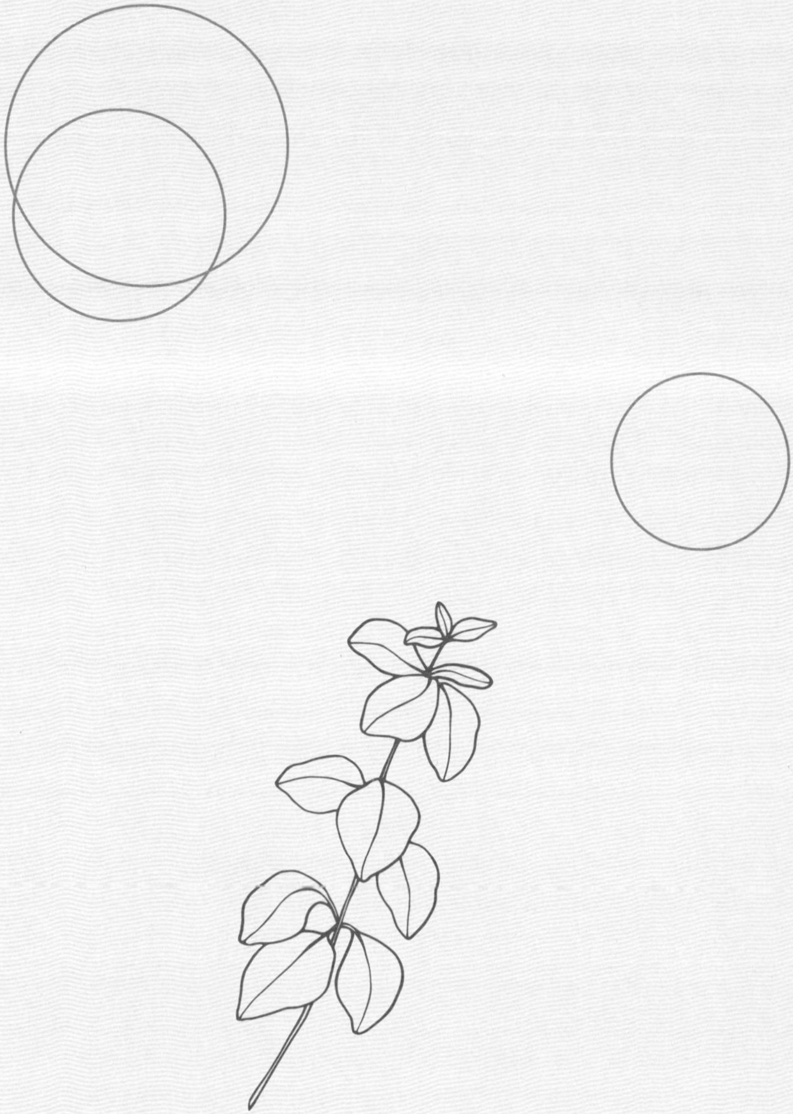

ERNÄHRUNG BEI CED: WAS SIE DIR BRINGT

In diesem Kapitel erfährst du, wie die Ernährung zu deiner starken Verbündeten werden kann, damit du mehr Lebensqualität und weniger Beschwerden hast. Im Schub machst du meist schlechte Erfahrungen mit dem Essen, daher ist es für deine Gesundheit wichtig, dass du dich in der beschwerdefreien Phase traust, das entzündungsarme Essen zu genießen.

Warum Ernährung bei CED so wichtig ist

Essen ist ein Genuss und sollte Freude bereiten. Wenn du an einer chronisch-entzündlichen Darmerkrankung leidest, ist das leider oft anders, denn das, was dir schmeckt, gefällt vielleicht nicht immer deinem Darm. Deshalb lohnt es sich, Genuss und sinnvolle Ernährung zusammenzubringen, denn das richtige Essen kann nicht nur dazu beitragen, Symptome und Beschwerden zu lindern, sondern auch deinen Alltag erleichtern und deine Lebensqualität spürbar verbessern.

Durch eine angepasste Ernährung lassen sich krankheitsbedingte Defizite ausgleichen, wodurch dein Körper besser mit wichtigen Nährstoffen versorgt wird. Zudem kann eine gezielte Ernährung die Therapie positiv unterstützen und deine allgemeine Gesundheit fördern. Besonders vorteilhaft ist eine antiinflammatorische, also antientzündliche Ernährung, die Entzündungen entgegenwirkt und gleichzeitig sicherstellt, dass du ausreichend Energie und Nährstoffe erhältst. Damit trägst du nicht nur zu deinem körperlichen Wohlbefinden bei, sondern stärkst auch deine psychische Gesundheit – und das alles, ohne auf den Genuss beim Essen verzichten zu müssen. Es hat also Vorteile, dich mit deiner Ernährung auseinanderzusetzen.

Ernährung als indirekter Auslöser

CED sind keine klassischen „Ernährungskrankheiten" wie Diabetes Typ 2 oder Adipositas. Anders als bei Zöliakie gibt es keine Lebensmittelgruppe, die direkt CED auslöst. Dennoch zeigt eine Vielzahl von wissenschaftlichen Untersuchungen, dass unser gängiges Ernährungsmuster wie etwa sehr fettreiche, zuckerhaltige und stark verarbeitete Lebensmittel im Verdacht stehen, Entzündungsprozesse zu fördern.

Konkret bedeutet das, dass deine Ernährung allein zwar keinen Morbus Crohn oder Colitis ulcerosa verursacht, aber sie kann Entzündungen verstärken und dadurch Schübe auslösen oder verlängern. Wie du inzwischen weißt, spielt das Mikrobiom eine zentrale Rolle bei der Entstehung und dem Verlauf von chronisch-entzündlichen Darmerkrankungen. In den letzten Jahren hat sich die Forschung intensiv mit diesem Thema beschäftigt und faszinierende Erkenntnisse gewonnen. Zahlreiche Studien weisen darauf hin, dass eine ungünstige Ernährung das Risiko für chronisch-entzündliche Darmerkrankungen erhöhen kann.

Deine bewusste Auswahl der Lebensmittel hält dich gesund! Das bedeutet: Es gibt gute Gründe, sich mit deiner Ernährung zu beschäftigen, denn bei CED steht die Lebensqualität – also Schub oder Remission – eng mit deiner Lebensmittelauswahl in Verbindung. Mit hoher Wahrscheinlichkeit kannst du durch das richtige Essen die Symptome und Beschwerden deiner Darmerkrankung lindern, dir den Alltag erleichtern und deine Lebensqualität erhöhen sowie dein psychisches Wohlbefinden verbessern. Krankheitsbedingte Defizite lassen sich durch die richtige Ernährung ausgleichen, dabei wird deine medikamentöse Therapie unterstützt und dein Gesundheitszustand verbessert sich.

Die Ernährung bei CED sollte individuell an deinen Erkrankungsverlauf, mögliche Unverträglichkeiten und die jeweilige Phase angepasst werden. Ein bewusster Fokus auf eine entzündungshemmende Ernährungsweise kann jedoch auch ganz allgemein dazu beitragen, Schübe zu vermeiden, Symptome zu lindern und deine Lebensqualität zu steigern.

Was du besser vermeiden solltest

Seit dem Ende des Zweiten Weltkriegs hat sich die Ernährung in Deutschland und Europa erheblich gewandelt, beeinflusst durch gesellschaftliche, wirtschaftliche und technologische Entwicklungen.

In den 1950er-Jahren dominierten Kartoffeln und Brot den Speiseplan. Mit steigendem Wohlstand und wachsender Produktvielfalt nahm ihr Konsum kontinuierlich ab. Auch der jährliche Pro-Kopf-Verbrauch von Obst und Gemüse stieg einerseits an: von etwa 100 kg im Jahr 1950 auf 127 kg Obst und Gemüse in den Jahren 2023/2024. Diese Erhöhung um 27 % sollte jedoch andererseits nicht darüber hinwegtäuschen, dass heute etwa 20 Prozent der Bevölkerung weder ein Stück Obst noch Gemüse täglich essen.

Mit dem wachsenden Wohlstand stieg auch der Fleischkonsum, insbesondere von Schweinefleisch, in den 1970er- und 1980er-Jahren deutlich an. Auch wenn es immer mehr Menschen gibt, die sich vegetarisch oder vegan ernähren, essen die Deutschen immer noch sehr viel Fleisch: mehr als 52 kg pro Person und Jahr.

Darüber hinaus haben sich auch unsere Lebenswelten verändert. Früher gab es kaum verarbeitete Lebensmittel und Fertiggerichte. Stark verarbeitete Lebensmittel, auch als hochverarbeitete oder ultraverarbeitete Lebensmittel bezeichnet, sind industriell hergestellte Produkte, die zahlreiche Verarbeitungsschritte hinter sich haben und sehr viele Zusatzstoffe wie Konservierungsmittel, künstliche Aromen, Zucker, Salz und ungesunde Fette enthalten – und gleichzeitig wenig essenzielle Nährstoffe wie Ballaststoffe, Vitamine und Mineralstoffe bieten. In Deutschland stammt etwa die Hälfte der täglichen Energieaufnahme von Erwachsenen aus solchen stark verarbeiteten Lebensmitteln.

Hochverarbeitete Lebensmittel können Entzündungsprozesse im Körper auslösen, vor allem wenn du sie dauerhaft und übermäßig konsumierst. Es liegen mittlerweile zahlreiche wissenschaftliche Hinweise vor, dass ein regelmäßiger Verzehr dieser Produkte mit chronisch niedriggradigen Entzündungen („low-grade inflammation“) in Verbindung steht:

- **Ein hoher Gehalt an Zucker und raffinierten Kohlenhydraten** führt zu einem raschen Anstieg des Blutzuckerspiegels, was entzündungsfördernde Zytokine stimulieren kann.
- **Ungünstige Fette,** vor allem Transfette und ein Übermaß an Omega-6-Fettsäuren (z. B. aus Fertiggerichten mit Sonnenblumenöl-Anteil), können entzündliche Prozesse fördern.
- Einige **Zusatzstoffe** wie Emulgatoren, Konservierungsstoffe oder künstliche Farbstoffe stehen im Verdacht, die Darmbarriere zu schädigen und die Darmflora zu verändern, was Entzündungen begünstigen kann.
- **Hochverarbeitete Produkte** haben oft eine geringe Nährstoffdichte, da sie wenig Ballaststoffe, sekundäre Pflanzenstoffe oder Antioxidantien enthalten, die normalerweise entzündungshemmend wirken.
- Eine Ernährung, die stark auf hochverarbeiteten Lebensmitteln basiert, kann die **Zusammensetzung deines Darmmikrobioms negativ** beeinflussen und das Entzündungsrisiko erhöhen.

10 Lebensmittelgruppen, die du weglassen solltest

LEBENSMITTEL-GRUPPE	BEISPIELE	MERKMALE
1. Süßigkeiten und Snacks	• Schokoriegel, Gummibärchen, Bonbons • Chips, Flips, Salzstangen • Kekse, Kuchen, Muffins	• höchster Grad der Verarbeitung mit künstlichen Aromen, Farbstoffen und Konservierungsmitteln, oft sehr zucker-, salz- oder fettreich
2. Fertiggerichte und Tiefkühlprodukte	• Tiefkühlpizza, Fertiglasagne • Instant-Suppen, Nudelgerichte aus der Packung • Mikrowellen-Burger, Fertig-Bowls	• oft viele Zusatzstoffe, Geschmacksverstärker und ungesunde Fette, lange Haltbarkeit durch Konservierungsmittel

►►

LEBENSMITTEL-GRUPPE	BEISPIELE	MERKMALE
3. Verarbeitetes Fleisch und Wurstwaren	• Würstchen, Salami, Leberwurst • paniertes Tiefkühlhähnchen, Chicken Nuggets • Dosenfleisch, Fleischersatz-produkte	• hoher Salz- und Fettgehalt, häufig Nitrate und Phosphate als Konservierungsmittel
4. Getränke	• fertige Softdrinks (Cola und Limonaden) • fertige Eistees, Energydrinks • aromatisierte Milchdrinks	• zuckerhaltig, künstliche Süßstoffe, Säuerungsmittel, Farbstoffe
5. Frühstücks-produkte und Cerealien	• gesüßte Cornflakes, Schoko-Cerealien • fertige Müsliriegel • Instant-Haferbrei mit Aromen	• oft hoher Zuckeranteil, künstliche Vitamine und Aromen
6. Backwaren aus industrieller Produktion	• Toastbrot, Burgerbrötchen • fertige Croissants, Donuts • Tiefkühl- oder verpacktes Brot	• meist Weißmehl, Zusatzstoffe zur Haltbarkeit und Texturverbesserung
7. Fertigsoßen und Dips	• Ketchup, Mayonnaise, BBQ-Sauce • fertige Salatdressings • Pesto aus dem Glas	• hoher Zucker-, Salz- und Fettgehalt, Konservierungsmittel und Emulgatoren
8. Milch- und Fleischersatz-produkte und pflanzliche Alternativen	• vegane Käse- und Fleischalternativen • pflanzliche Drinks (Mandel-, Hafer-, Sojamilch mit Zuckerzusatz) • Fertige vegane Burgerpatties, veganer Fleischersatz	• starke Verarbeitung, häufig mit Aromen, Zucker und Verdickungsmitteln
9. Instant-Produkte und Tütensuppen	• Instant-Nudeln, Fertig-Kartoffelpüree • Instant-Kaffeegetränke (Cappuccino-Pulver) • Trockensuppen aus der Tüte	• hoher Salzgehalt, Geschmacksverstärker und Füllstoffe
10. Verarbeitete Milchprodukte	• Fruchtjoghurt mit Zucker • Dessertcremes (Pudding, Grießbrei) • Fertig-Milchshakes	• häufig gesüßt, oft mit künstlichen Aromen und Verdickungsmitteln

Scanne deinen Speisenplan nach diesen Lebensmitteln durch. Findest du solche Produkte, dann versuche, sie schrittweise zu eliminieren. Reduziere nach und nach stark verarbeitete Produkte auf ein Minimum und ersetze sie durch frische, wenig verarbeitete Lebensmittel wie Obst, Gemüse und Vollkornprodukte. Damit das gelingt, lass dir Zeit. Du musst nicht alle Tipps sofort beherzigen. Wichtig ist, dass du deine Ernährung auf lange Sicht und dauerhaft umstellst. Im Rezeptteil ab S. 49 findest du viele leckere Anregungen für eine gesündere Ernährung, die deinem Darm guttut.

Süßstoffe – lieber nicht

Aktuelle Studien deuten darauf hin, dass ein Teil der künstlichen Süßstoffe, wie sie auch in Light-Getränken enthalten sind, die Darmgesundheit beeinträchtigen kann. Insbesondere Süßstoffe wie Aspartam, Saccharin und Sucralose stehen im Verdacht, die Zusammensetzung des Darmmikrobioms negativ zu beeinflussen. Die Forschung in diesem Bereich ist noch jung und es sind weitere Studien erforderlich, um die genauen Auswirkungen von Süßstoffen auf die Darmflora vollständig zu verstehen. Doch wenn dein Darm bereits geschwächt und sehr empfindlich ist, empfehle ich dir, Süßstoffe aus deinem Speiseplan zu streichen – es wird ihm guttun.

Wenn dem Körper Nährstoffe fehlen

Dein Körper benötigt eine gute Versorgung mit Nährstoffen, Vitaminen und Mineralstoffen, um Energie und Kraft zu haben. Das heißt: Deine Ernährung sollte ausgewogen sein, aber auch an deine persönliche Verträglichkeit angepasst werden. Bei Morbus Crohn häufiger, bei Colitis ulcerosa seltener, liegt ein Mangel an verschiedenen Nährstoffen vor. Häufig fehlt Vitamin B12, aber auch andere Nährstoffe liegen oftmals nicht in der nötigen Menge vor. Besonderders betroffen sind Menschen, bei denen der Dünndarm geschädigt ist oder Teile davon operativ entfernt wurden. Aber auch Durchfälle, entzündliche Prozesse und eine eingeschränkte Ernährung während eines Schubs tragen zu einem erhöhten Risiko für Nährstoffdefizite bei.

Häufige Nährstoffdefizite bei CED

FEHLENDER NÄHRSTOFF	SYMPTOME DES MANGELS	ENTHALTEN IN
Vitamin B12	Müdigkeit, Konzentrationsprobleme, Kribbeln in Händen und Füßen, Nervenschäden, Anämie	nur in tierischen Produkten: Fleisch, Fisch, Eier, Milch, Milchprodukte, Meeresfrüchte
Eisen	Schwäche, Blässe, Kurzatmigkeit, Kopfschmerzen, Anämie	gut resorbierbar aus Fleisch und Fisch, in Kombination mit Vitamin C resorbierbar aus grünem Gemüse, Amaranth, Haferflocken, Hülsenfrüchten
Vitamin D	schwache Knochen (Osteoporose), Muskelschwäche, Infektanfälligkeit	ausreichend Sonnenlicht, Leber, Lachs, Hering, Eigelb
Kalzium	Muskelkrämpfe, Knochenschwäche, erhöhte Frakturgefahr	Käse, Milch, Milchprodukte, grünes Gemüse, kalziumreiche Mineralwässer
Folsäure	Blutarmut, Müdigkeit, Wachstumsstörungen, Reizbarkeit	überall, vor allem in grünem Gemüse, Vollkornprodukten, Nüssen, Ei
Zink	verzögerte Wundheilung, Haarausfall, geschwächtes Immunsystem, Hautprobleme	Fleisch, Fisch, Eier, Milchprodukte, Vollkorngetreide, Nüsse, Hülsenfrüchte
Magnesium	Muskelkrämpfe, Zittern, Herzrhythmusstörungen, Erschöpfung	Nüsse und Samen, Vollkornprodukte
Eiweiß (Protein)	Verlust von Muskelmasse, geschwächte Immunabwehr, verzögerte Wundheilung	Fleisch, Fisch, Käse, Eier, Hülsenfrüchte

All diese Nährstoffe kannst du über eine ausgewogene Ernährung in ausreichender Form zu dir nehmen. Doch liegt ein Nährstoffmangel vor und ist er vom Arzt diagnostiziert, lass dir ein Nahrungsergänzungsmittel verordnen. Im Mangelzustand solltest du unbedingt die entsprechenden Nährstoffe substituieren, denn so wird dein Nährstoffmangel viel schneller behoben.

Die richtige Ernährung in den verschiedenen Krankheitsphasen

Die Ernährung bei Morbus Crohn und Colitis ulcerosa richtet sich nach dem aktuellen Krankheitsverlauf und wird medizinisch häufig in Phasen unterteilt. In der Akutphase (0) geht es deinem Magen-Darm-Trakt so schlecht, dass du spezielle Trink- und Sondennahrung verordnet bekommst und diese hauptsächlich trinkst. In dieser Phase fängst du dann mit dünnen Reis- und Kartoffel-Süppchen an. Ernährung orientiert sich an deinen Krankheitsphasen:

0. Akutphase:
- Ziel: Entzündungsreduktion und Schonung des Darms
- Ernährung: leichte, ballaststoffarme Kost, z. B. Suppen, Reis, Kartoffeln, evtl. Trink- oder Sondennahrung

1. Abklingende Akutphase:
- Ziel: Aufbau und Stabilisierung
- Ernährung: leichte Vollkost, verträgliche Speisen, z. B. gedünstetes Gemüse, fettarme Milchprodukte, mageres Fleisch

2. Remissionsphase:
- Ziel: Nährstoffversorgung und Vorbeugung von Mangelzuständen
- Ernährung: entzündungsarm, ausgewogen und ballaststoffreich zur Optimierung des Mikrobioms, z. B. Vollkornprodukte, Gemüse, Obst, Omega-3-Fettsäuren

Akutphase: Schonende Basiskost

In der akuten Phase, dem Schub, werden dir spezielle Trinknahrungen verordnet, die du unbedingt trinken solltest, denn sie sind speziell auf deinen entzündeten Darm abgestimmt. Danach und in Kombination mit der Trinknahrung liegt dein Fokus auf leicht verdaulichen Lebensmitteln, die deinen Darm nicht reizen. Dazu gehören Weißbrot oder Zwieback, geschälter Reis und gekochte Kartoffeln, in sehr kleinen Mengen mageres, gekochtes Fleisch in Brühe oder gedünsteter Fisch sowie gedünstetes, gut verträgliches Gemüse wie Karotten oder Zucchini oder auch Banane und Apfelmus in Grießbrei.

Wenn bei dir die Verunsicherung bzw. der Schmerz so groß ist und du den Eindruck hast, jedes Essen verschlimmert deine CED, dann ist ein Kostaufbau eine gute Möglichkeit der Selbstüberprüfung und eine vertrauensbildende Maßnahme für dein Essen.

Diese Basiskost besteht aus Lebensmitteln, die im Allgemeinen von allen Menschen gut vertragen werden. Sie schont deinen Magen-Darm-Trakt und kann über einen Zeitraum der akuten Schmerzphase gegessen werden. Als Dauerkostform ist diese Ernährungsweise allerdings zu einseitig. Denn wenn du dauerhaft dabeibleiben würdest, könntest du vermutlich nicht mehr mit Freunden oder Familie essen und hättest auf Dauer wenig Freude am Essen haben.

Vorwiegend besteht die Basiskost von einigen Tagen aus:

- Kartoffeln, Reis, Hirse (gekocht)
- Pellkartoffeln, Kartoffelschnee oder Suppen bzw. Brei in pürierter Form
- Babygläschen oder Babybrei aus Instantflocken
- sehr wenig Olivenöl oder Butter (maximal 2 EL pro Tag)
- Salz und Pfeffer sowie Kräuter, die du gern isst
- stilles Wasser, Kamillentee, Melissentee, Fenchel-, Anis- und Kümmeltee

Rezepte für die Akutphase

Porridge
200 ml Wasser oder pflanzliche Milch aufkochen, 50 g zarte Haferflocken oder Buchweizenflocken einrühren und sämig kochen. Mit einer Prise Salz oder/und etwas Zucker süßen.

Einfache Kartoffelsuppe
3 Kartoffeln, 1 Möhre, 100 g Knollensellerie in Salzwasser etwa 20 Minuten kochen. Mit 300 ml kochendem heißem Wasser und 1 TL Salz in den Mixer geben und pürieren. 1 TL Öl unterrühren und mit Pfeffer abschmecken.

Reissuppe/Hirsesuppe
50 g Reis oder Hirse in leicht gesalzenem Wasser in 20 Minuten weichkochen. Den Reis mit etwas Kochwasser pürieren und mit heißem Wasser zu einer Suppe auffüllen. Pikant und mild mit deinen Lieblingsgewürzen würzen oder mit etwas Zucker und Zimt süßen.

Pellkartoffeln mit Butter
3 Kartoffeln als Pellkartoffeln in Salzwasser etwa 20 Minuten kochen, pellen und mit etwas Butter und Salz essen.

Fleischbrühe
Siehe S. 84

Abklingende Akutphase: Langsam aufbauen

Wenn deine Beschwerden verschwinden, erweiterst du die Basiskost um weitere leicht verdauliche Lebensmittel. Beginne mit leicht verträglichen Gemüsesorten wie Möhre, Spinat, Zucchini, Aubergine, Pastinake, Rote Bete, Kürbis – alles stets in gekochter Form. Die Übergänge sind weich. Dein Bauchgefühl entscheidet, was geht und was du lieber noch sein lässt. Es ist individuell sehr verschieden.

Erweitere die Basiskost um Milchprodukte wie Naturjoghurt, Buttermilch oder Dickmilch. Erst kleine Mengen und dann mehr. Ergänze den Speiseplan um Hart- und Schnittkäse, Frischkäse, Milch und Weichkäse. Obst muss zwar nicht gekocht werden, jedoch sollte es geschält und eventuell püriert oder gerieben werden. Geeignet sind Apfel, Birne, Banane, Kiwi, Mango oder Pfirsich.

Remission: Verträgliches wieder zulassen

Das Aufbauen der Ernährung über eine Schonkost hin zu einer entzündungsarmen und somit pflanzenbetonten Ernährung ist ein langsamer Weg. In der Remissionsphase verträgst du ballaststoffreicheres Essen in der Regel gut. Auf S. 36–38 findest du eine Übersicht, was du in der Remissionsphase gut verträgst und wie deine Ernährung in der abklingenden Akutphase aussehen sollte. Doch bist du frei zu entscheiden, was du wirklich isst.

Achte darauf, dass du dir nach drei Monaten eine große Lebensmittelauswahl zusammengestellt hast. Aller Anfang ist schwer. Fang an und du wirst die gesundheitlichen Vorteile spüren.

Künstliche Ernährung

In bestimmten Situationen wie sehr stark entzündlichen Schüben kann es notwendig werden, auf künstliche Ernährung zurückzugreifen. Diese Form der Ernährung wird eingesetzt, wenn die Nahrungsaufnahme über das normale Essen nicht ausreicht, um den Körper mit den notwendigen Nährstoffen zu versorgen. Ist dies notwendig, spricht dein Arzt oder deine Ärztin dich an. Künstliche Ernährung mag dir wie eine Niederlage in deiner Krankengeschichte vorkommen, aber versuche, es positiv zu sehen: Sie gibt dir die Möglichkeit, trotz CED mit den lebensnotwendigen Nährstoffen versorgt zu sein, daher solltest du diese Form der Ernährung als Gewinn in deiner schwierigen Situation sehen.

Was du wann gut verträgst – eine Übersicht

Was dir guttut, hängt stark davon ab, wie dein Körper auf bestimmte Lebensmittel reagiert. Ein Ernährungstagebuch kann dir helfen, herauszufinden, was du gut verträgst und was nicht. Schreibe auf, was du isst und wie du dich danach fühlst. So erkennst du deine individuellen Muster und kannst deine Ernährung entsprechend anpassen. Wenn du Lust auf ein gekochtes Ei verspürst oder gern eine Frikadelle essen möchtest, dann ist das nicht verboten, doch solltest du vorsichtig sein. Es gibt keine eindeutigen wissenschaftlichen Belege, dass ein bestimmtes bzw. ein schwer verträgliches Lebensmittel Schmerzen auslöst.

Die Grundlagen meiner Empfehlungen beruhen auf Wahrscheinlichkeiten, du jedoch bist die letzte Instanz und entscheidest über dein Essen, deine Erkrankung und deinen Darm, daher entscheidest du auch, ob du die Vorschläge in diesem Buch umsetzt.

In der folgenden Tabelle habe ich dir empfohlene Lebensmittel für die entsprechenden Phasen zusammengestellt. Während der Remissionsphase, wenn die Entzündungsaktivität abgeklungen ist, kannst du deine Ernährung wieder vielseitiger gestalten. Strenge Diätanweisungen sind in dieser Phase nicht erforderlich, allerdings sollte dein Fokus weiterhin auf einer darmfreundlichen Ernährung mit vielen natürlichen pflanzlichen Lebensmitteln liegen.

Empfohlene Lebensmittel im Überblick

LEBENSMITTEL-GRUPPE	ABKLINGENDE AKUTPHASE	REMISSIONSPHASE
Gemüse	• schonend gegarte, leicht verdauliche Sorten: Karotten, Zucchini, Kürbis, Fenchel, Blumenkohl, Brokkoli, Rote Bete, Sellerie, Spinat, Kohlrabi • rohes Gemüse nur in kleinsten Mengen (wenn überhaupt) ► *Auf individuelle Verträglichkeit achten!*	• gedünstetes Gemüse ohne Ausnahme • rohes Gemüse in Mengen von bis zu einer Portion (150 g) ► *Auf individuelle Verträglichkeit achten!*
Obst	• reife, säurearme Früchte: Banane, Apfel, Birne, Erdbeeren, Himbeeren, Melone, Mango • kleine Mengen Obst, geschält oder zusätzlich gedünstet und zusammen mit anderen Lebensmitteln, z. B. Brot oder Joghurt • Marmelade (jede Sorte) ► *Auf individuelle Verträglichkeit achten!*	• alle Obstsorten, auch roh und mit Schale • Trockenobst und Obstkonserven in kleinen Mengen ► *Auf individuelle Verträglichkeit achten!*
Getreideprodukte	• Weißbrot, Zwieback, Knäckebrot • geschälter Reis • zarte Haferflocken • Nudeln • Mischbrot und Kuchen (Rührkuchen, Biskuit) ► *Auf individuelle Verträglichkeit achten!*	• Vollkornprodukte: feinkrumiges Vollkornbrot, Naturreis, Vollkornnudeln, grobe Haferflocken • wenig Vollkornprodukte mit Körneranteil ► *Auf individuelle Verträglichkeit achten!*

LEBENSMITTEL-GRUPPE	ABKLINGENDE AKUTPHASE	REMISSIONSPHASE
Kartoffeln	• Salzkartoffeln, Pellkartoffeln, Kartoffelpüree ► *Auf individuelle Verträglichkeit achten!*	• selbst gemachte Kartoffelknödel, Ofenkartoffeln, selbst gemachter Kartoffelsalat, selbst gemachte Rösti, selbst gemachte Pommes ► *Auf individuelle Verträglichkeit achten!*
Milchprodukte	• fettarme Milch und Milchprodukte, Joghurt • Quark bis 20 % Fett (Halbfettstufe) • Käse und Butter in kleiner Menge ► *Auf individuelle Unverträglichkeit von Laktose achten!*	• breitere Auswahl inkl. Joghurt und Kefir; fettreichere Käsesorten nach Verträglichkeit ► *Auf individuelle Unverträglichkeit von Laktose achten!*
Eier	• Rührei, Eierstich, weich gekochtes Ei, pochiertes Ei ► *Auf individuelle Verträglichkeit achten!*	• Spiegelei, hart gekochtes Ei, selbst gemachter Eiersalat, Mayonnaise und Hollandaise ► *Auf individuelle Verträglichkeit achten!*
Fleisch und Fisch	• mageres, schonend zubereitetes Fleisch: Huhn, Pute, Schwein, Rind, Wild • Fischfilet ► *Auf individuelle Verträglichkeit achten!*	• Fleisch (300–600 g/Woche), Fisch inkl. fettreiche Fische wie Hering und Makrele • Wurstwaren (max. 50 g/Woche) ► *Auf individuelle Verträglichkeit achten!*
Fette und Öle	• Olivenöl, Leinöl, Nussöl • gemahlene Nüsse ► *Auf individuelle Verträglichkeit achten!*	• pflanzliche Öle; Nüsse und Samen nach Verträglichkeit ► *Auf individuelle Verträglichkeit achten!*

►►

LEBENSMITTEL-GRUPPE	ABKLINGENDE AKUTPHASE	REMISSIONSPHASE
Gewürze	• Küchenkräuter: Petersilie, Dill, Basilikum, Thymian, Rosmarin, Oregano, Salbei, Majoran, Liebstöckel • Gewürze: Paprika edelsüß, Pfeffer, Muskat, Kümmel, Zimt, Vanille • Salz ► *Auf individuelle Verträglichkeit achten!*	• wenig Zwiebel, Knoblauch, Lauch • scharfe Gewürze: viel Pfeffer oder Curry ► *Auf individuelle Verträglichkeit achten!*
Süßes	• Pudding, Grießbrei, Milchreis (selbst gekocht), Fruchtjoghurt (selbst zubereitet) ► *Auf individuelle Verträglichkeit achten!*	• kleine Mengen (20–40 g) • keine Süßstoffe und Zuckeraustauschstoffe • weißer oder brauner Zucker, Honig, Ahornsirup in kleinen Mengen (1–2 EL) ► *Auf individuelle Verträglichkeit achten!*
Getränke	• stilles Wasser, Mineralwasser medium • Kräutertee, grüner und schwarzer Tee • stark verdünnte Fruchtsaftschorlen (1 : 4) • Kaffee in kleinen Mengen ► *Auf individuelle Verträglichkeit achten!*	• Getränke: Tee, Wasser, Schorlen • wenig Kaffee ► *Auf individuelle Verträglichkeit achten!*
Fertiggerichte	• Vermeiden!	• Vermeiden!

Nährstoffe gezielt einsetzen – so bleibst du in Balance

Gemüse und Obst für ein starkes Mikrobiom

Der tägliche Verzehr von Gemüse und Obst ist für den Darm äußerst wichtig. Beide liefern zwar verhältnismäßig wenig Energie, doch versorgen sie uns mit Vitaminen, Mineralstoffen, sekundären Pflanzenstoffen und löslichen Ballaststoffen. Diese Nährstoffe sind von größter Wichtigkeit: Selbst in der abklingenden Akutphase ist Gemüse, etwa Karotte oder Spinat, als Suppe gekocht, ein wohltuendes Gericht für den Darm. Mit abnehmenden Beschwerden ist der tägliche Konsum von größeren Mengen an Gemüse, Salat oder Obst ein wertvoller Beitrag für deine Darmgesundheit. Je bunter und vielfältiger deine Auswahl an Obst- und Gemüsegerichten ist, umso besser verhelfen sie dir zu einem gesunden Mikrobiom.

Sekundäre Pflanzenstoffe spielen eine entscheidende Rolle bei der Entzündungshemmung. Sie kommen in Obst, Gemüse, Kräutern, Gewürzen, Nüssen und Hülsenfrüchten vor und entfalten ihre Wirkung durch antioxidative, entzündungshemmende und immunmodulierende Eigenschaften. Besonders die große Gruppe der Polyphenole, in allem Obst und Gemüse enthalten, ist besonders wirksam gegen Entzündungen. Noch ein Tipp: Alles mit den Farben Gelb bis Orange enthält entzündungshemmende Carotinoide, sekundäre Pflanzenstoffe.

Ein weiterer sekundärer Pflanzenstoff, das Curcumin aus der Kurkumawurzel, ist einer der stärksten entzündungshemmenden Stoffe und blockiert entzündliche Signalwege. Seine Verwandten Gingerole und Shogaole aus der Ingwerwurzel reduzieren ähnlich gut wie Curcumin Schmerzen und Entzündungen. Aber auch Carvon und Menthol aus Minze, Dill, Anis, Fenchel und Kümmel sind ideale sekundäre Pflanzenstoffe bei Verdauungsbeschwerden und haben eine entspannende und entzündungshemmende Wirkung.

Fruktoseintoleranz

Bei CED kann auch eine Unverträglichkeit von Fruktose auftreten. Oft kommt es nach dem Konsum von Fruchtsäften und Smoothies zu Blähungen und starken Darmgeräuschen. Das kann auf eine Fruktoseunverträglichkeit hinweisen. In diesem Fall solltest du nur kleine Portionen Obst essen und auf Säfte und Süßgetränke vollkommen verzichten.
Wo die Grenze zwischen möglicher Menge und der Unverträglichkeit liegt, lässt sich über das Schreiben eines Ernährungstagebuchs herausfinden. Kommt es noch nicht zu einer Verbesserung, solltest du dich zu einer fruktosearmen Ernährung beraten lassen.

Getreide: Peeling für den Darm

Beim Wort „Getreide" denken die meisten nur an Körner, Müsli und schweres Vollkornbrot. Aber auch fein gemahlene Vollkornbrote und zarte Haferflocken sind Getreide und sorgen für die nötigen Ballaststoffe. Bei den Ballaststoffen handelt es sich zum überwiegenden Teil um Kohlenhydrate. Cellulose, Hemicellulose, Pektin, Agar-Agar und Lignin sind die wichtigsten Vertreter. Ballaststoffe sind vom menschlichen Körper so gut wie nicht verwertbar, da unsere Verdauungssäfte keine Enzyme enthalten, die diese Verbindungen spalten können.

Bildlich gesprochen wirken Ballaststoffe auf die Darmschleimhäute wie ein Peeling: Dieser „Peeling-Effekt" der Ballaststoffe im Magen-Darm-Trakt schürft ältere Darmzellen von den Darmschleimhäuten ab. Dieses sanfte Abschmirgeln von oberflächlichen Zellen erhöht die gesunde Schleimproduktion und bewirkt, dass Schutz- und Reparaturprozesse im Bereich der Darmschleimhäute optimal funktionieren.

Aber Ballaststoffe können noch mehr. Alle genannten Ballaststoffe bis auf das Lignin binden Wasser im Darm. Durch diesen Schwammeffekt können einzelne Ballaststoffe, z. B. Pektin, das bis zur 100-fachen Menge ihres Eigengewichts an Wasser aufsaugen. Dadurch vergrößern sie das Volumen des Darminhalts um ein Mehrfaches und halten so den Nahrungsbrei bis zur Ausscheidung weich. Durch das höhere Volumen des Darminhalts wird die natürliche Darmbewegung in Gang gehalten und die Verweildauer des Speisebreis im Darm nicht unnötig verlängert.

Verstopfung ist zwar nur sehr selten ein Problem, wenn du an einer CED leidest. Eher sind wiederkehrende Durchfälle die Herausforderung. Durch den Verzehr eines Apfels, auf einer Reibe fein gerieben, kommt der Ballaststoff Pektin wunderbar zur Wirkung und macht den Stuhl fest. Auch ein Tee aus getrockneten Heidelbeeren kann sehr gut helfen.

Ballaststoffe haben auch einen präbiotischen Effekt. Damit ist gemeint, dass manche Ballaststoffe den (nützlichen) Dickdarmbakterien als Nahrungsquelle dienen. So bildet eine gesunde Darmflora ein Schutzschild gegen krank machende Keime, die sich nicht in der Darmschleimhaut ansiedeln können und im schlimmsten Fall einen durchlässigen Darm (Leaky Gut) verursachen. Deine Darmflora „trainiert" dein Immunsystem, da sie ständig in Kontakt mit der Darmwand ist und ihr eine Immunreaktion abverlangt. Im Dickdarm schließen die Darmbakterien die unverdauten Bestandteile des Nahrungsbreis auf und versorgen die Zellen der Darmschleimhaut mit kurzkettigen Fettsäuren, die vielfältige Vorteile für unsere Gesundheit haben.

Glutenunverträglichkeit

Sehr selten kann es vorkommen, dass du neben deiner CED auch unter einer Glutenunverträglichkeit leidest. Oft reicht es dann, das Gluten zu reduzieren. Statt täglich Nudeln, Brot und Kuchen solltest du vermehrt Kartoffeln, Reis, glutenfreie Brote oder Haferflocken auf den Speiseplan setzen. Lass dich im Zweifelsfall dazu beraten.

Fette bewusst wählen und einsetzen

Fett in großen Mengen gilt als schwer verträglich. Du solltest Nahrungsfett jedoch nicht ganz von deinem Speiseplan streichen. Insbesondere wenn du Untergewicht hast, hilft dir Fett mit etwa 9 kcal pro 1 g Fett beim Zunehmen. Die Verdauung von Fett im großen Stil bedeutet für den Magen-Darm-Trakt immer Schwerstarbeit. Fetthaltiges Essen hat eine längere Verweildauer im Magen und verlangt nach viel Gallensäure und einer guten Durchmischung im Dünndarm. Wähle daher fettärmere Lebensmittel, weil sie besser verträglich sind. Bei der Zubereitung von Speisen sind eher fettarme Methoden wie Grillen oder Dünsten empfehlenswert.

Fette sollten aber nicht pauschal abgewertet werden, denn sie sind wichtige Energielieferanten in unserer Nahrung und werden vom Körper z. B. für die Zufuhr fettlöslicher Vitamine benötigt. Es kommt jedoch immer darauf an, um welche Art von Fett es sich handelt.

Fettsäuren lassen sich in gesättigte, einfach ungesättigte und mehrfach ungesättigte Fettsäuren einteilen, die jeweils unterschiedliche Wirkungen auf den Körper haben:

Einfach ungesättigte Fettsäuren (z. B. in Olivenöl und Avocados) wirken entzündungshemmend.

Mehrfach ungesättigte Fettsäuren wie Omega-3-Fettsäuren (z. B. in Lachs, Hering, Makrele, Walnüssen, Leinsamen, Lein-, Walnuss- und Rapsöl) und Omega-6-Fettsäuren (z. B. in Sonnenblumen- und Sojaöl) sind wichtig für den Körper, wobei Omega-3 entzündungshemmend wirkt und ein Übermaß an Omega-6 entzündungsfördernd sein kann. Deshalb ist ein ausgewogenes Verhältnis entscheidend, damit du immer genug Omega-3-Fettsäuren zu dir nimmst.

Fettverdauungsstörung

Wenn du CED hast, kann es gelegentlich zu einer Fettverdauungsstörung kommen. Die Folge sind sogenannte Fettstühle, bei denen vermehrt Fett ausgeschieden wird. Im Gegensatz zu langkettigen Fetten werden MCT-Fette (mittelkettige Triglyzeride) direkt in der Leber verstoffwechselt, ohne Galle oder Lipase zu brauchen. Das macht die MCT-Fette bei gestörter Fettverdauung ideal. Gerade in aktiven Schüben oder bei Mangelernährung können sie helfen, deinen Kalorienbedarf zu decken, ohne den Darm zu belasten, und dem Körper die fehlende Energie zuzuführen. Betroffene vertragen MCT-Öl oder auch Kokosfett (60 % MCT) und manchmal auch Butter (10 % MCT) besser als die typischen Pflanzenöle oder fettreiche Lebensmittel.

Leidest du nachweislich unter Fettstühlen, solltest du die herkömmlichen Fette in deiner Nahrung reduzieren und durch leicht resorbierbare MCT-Fette ersetzen. Dein Durchfall wird dann nachlassen und dein Körper kann die Energie aus den MCT-Fetten nutzen.

Wenn du mit der Einführung von MCT-Fett unsicher bist, suche am besten eine Ernährungsfachkraft auf.

Produkte mit MCT-Fetten sind in Reformhäusern und in der Apotheke erhältlich. Führe sie langsam ein und steigere nach und nach.

Eiweiß: Aufbau und Regeneration unterstützen

Fleisch liefert nicht nur Eiweiß, sondern auch das für den Körper gut verwertbare Eisen sowie Vitamin B1, B6 und B12. Zwei- bis dreimal Fleisch in der Woche deckt den Bedarf an diesen Nährstoffen. Gute Eiweißlieferanten sind neben Fleisch auch Fisch, Milchprodukte und Eier sowie Hülsenfrüchte wie Soja, Linsen und Erbsen und Getreideprodukte.

Eiweiße pflanzlicher und tierischer Herkunft unterscheiden sich in der Zusammensetzung und Bioverfügbarkeit der Aminosäuren. Durch die gezielte Kombination unterschiedlicher Lebensmittel wie z. B. Getreide mit Hülsenfrüchten („Hummus aufs Brot") kannst du dies jedoch ausgleichen. Neben dem Aufbau von Körpermasse gehört auch die Unterstützung des Immunsystems zu den Aufgaben dieses wichtigen Energielieferanten. Ist die Darmschleimhaut entzündet, können größere Mengen Eiweiß insbesondere über den Dickdarm verloren gehen.

Bei CED ist es daher wichtig, genug Proteine mit der Nahrung aufzunehmen. Dies verlangt keine hohen Eiweißmengen, da unsere alltägliche Ernährung in der Regel schon sehr eiweißreich ist. Wenn du den Eindruck hast, zu wenig Eiweiß mit dem normalen Essen aufzunehmen, du zu wenig wiegst oder dich schlapp fühlst, trinke jeden Tag einen Eiweißshake oder rühre etwas Eiweißpulver unter dein Essen.

Dein Einstieg in eine darmgesunde Ernährung

Ich empfehle dir, deine persönlichen Vorräte im Vorrats- oder Kühlschrank zusammenzustellen. Du kennst sicher diese Situationen, in denen du wenig Zeit hast, um für dich passend zu kochen. Dann wird es doch wieder der Bäcker nebenan oder ein Fertiggericht. Dagegen hilft eine gute Planung! Ein bisschen Organisation und Vorausschau sind zwar nötig, aber mit guten Vorräten machst du es dir letztendlich leichter. Gerade an den Tagen, an denen alles anders läuft als gedacht und geplant, kannst du so auf die Schnelle etwas zubereiten, was dir gut bekommt.

Noch ein Tipp: Lege dir einen Ordner an, egal ob in Papier oder digital, und sammle die Rezepte, die für dich funktionieren und die du auch notfalls am Abend für den nächsten Tag zubereiten kannst. Der nächste Tag fängt entspannter an, wenn du weißt, dass für leckeres und bekömmliches Essen schon gesorgt ist.

Mit den richtigen Küchenutensilien stressfrei kochen

- Beschichtete Pfannen: In ihnen kannst du mit wenig Öl braten – 1 EL ist meist ausreichend pro Portion. Achte bitte darauf, dass du die Pfanne nicht überhitzt. Bitte nicht auf Höchsttemperatur die Gerichte braten.
- Wok: Ihn musst du nur mit ein paar Tropfen Öl mithilfe eines Küchenkrepps einfetten, und schon lassen sich unter Rühren die leckersten Gerichte zaubern.
- Grillpfanne: Auch die Grillpfanne muss höchstens mit etwas Öl einmal eingepinselt werden. So kannst du prima fettarm auf dem Küchenherd grillen.
- Dämpfeinsatz: Er spart nicht nur Fett, sondern schont auch die Vitamine.

- Airfryer: Er ist in Deutschlands Küchen sehr beliebt. Schnell und mit wenig Öl lässt sich hier unbeaufsichtigt etwas Leckeres zaubern. Ich mache noch alles altmodisch in Pfanne und Backofen, daher findest du bei den Rezepten Vorschläge für Alternativen im Airfryer.

Warum die Atmosphäre beim Essen zählt

Bei der Ernährung spielt nicht nur die Auswahl der Lebensmittel eine Rolle, sondern auch die Art und Weise, wie du isst. Eine bewusste Gestaltung der Essenszeiten und Zubereitung kann einen spürbaren Unterschied für dein Wohlbefinden machen. Hier findest du einige Tipps für eine genussvolle und gesunde Esskultur:

- Schaffe eine angenehme Atmosphäre: In Ruhe zu essen und sich ausreichend Zeit zu nehmen, fördert nicht nur den Appetit, sondern auch die Verdauung.
- Gut kauen lohnt sich: Gründliches Kauen erleichtert deinem Körper die Verdauung und verbessert die Aufnahme von Nährstoffen.
- Vermeide extreme Temperaturen: Sehr heiße oder eiskalte Speisen können den Verdauungstrakt belasten – lauwarme Mahlzeiten sind oft bekömmlicher.
- Bevorzuge mehrere kleine Mahlzeiten: Anstatt wenige große Portionen zu essen, sind kleinere, über den Tag verteilte Mahlzeiten oft verträglicher.
- Schonende Zubereitung ist der Schlüssel: Methoden wie Garen, Dämpfen oder Grillen sind nicht nur gesünder als Frittieren oder Braten, sondern bewahren auch wichtige Inhaltsstoffe wie Vitamine und Mineralstoffe.

Rezepte, abgestimmt auf deine aktuelle Phase

Ein gesundes Mikrobiom entsteht durch eine Kombination aus abwechslungsreicher Ernährung, Bewegung, Stressabbau und natürlichen Probiotika. Es ist ein langfristiger Prozess – kleine, beständige Veränderungen können große Auswirkungen auf die Darmgesundheit und das allgemeine Wohlbefinden haben. Die folgenden Rezepte helfen dir bei der Umsetzung.

Damit du nur die Rezepte zubereitest, die für dich in der entsprechenden Phase bekömmlich sind, gibt es im Rezeptteil eine Ampel, die dir die Auswahl erleichtert. Die Rezepte für sowohl die abklingende Akutphase als auch die Remissionsphase sind in drei Farben gekennzeichnet:

- Rot – solltest du in dieser Phase nicht essen
- Orange – kannst du ausprobieren
- Grün – kannst du in der Regel bedenkenlos essen

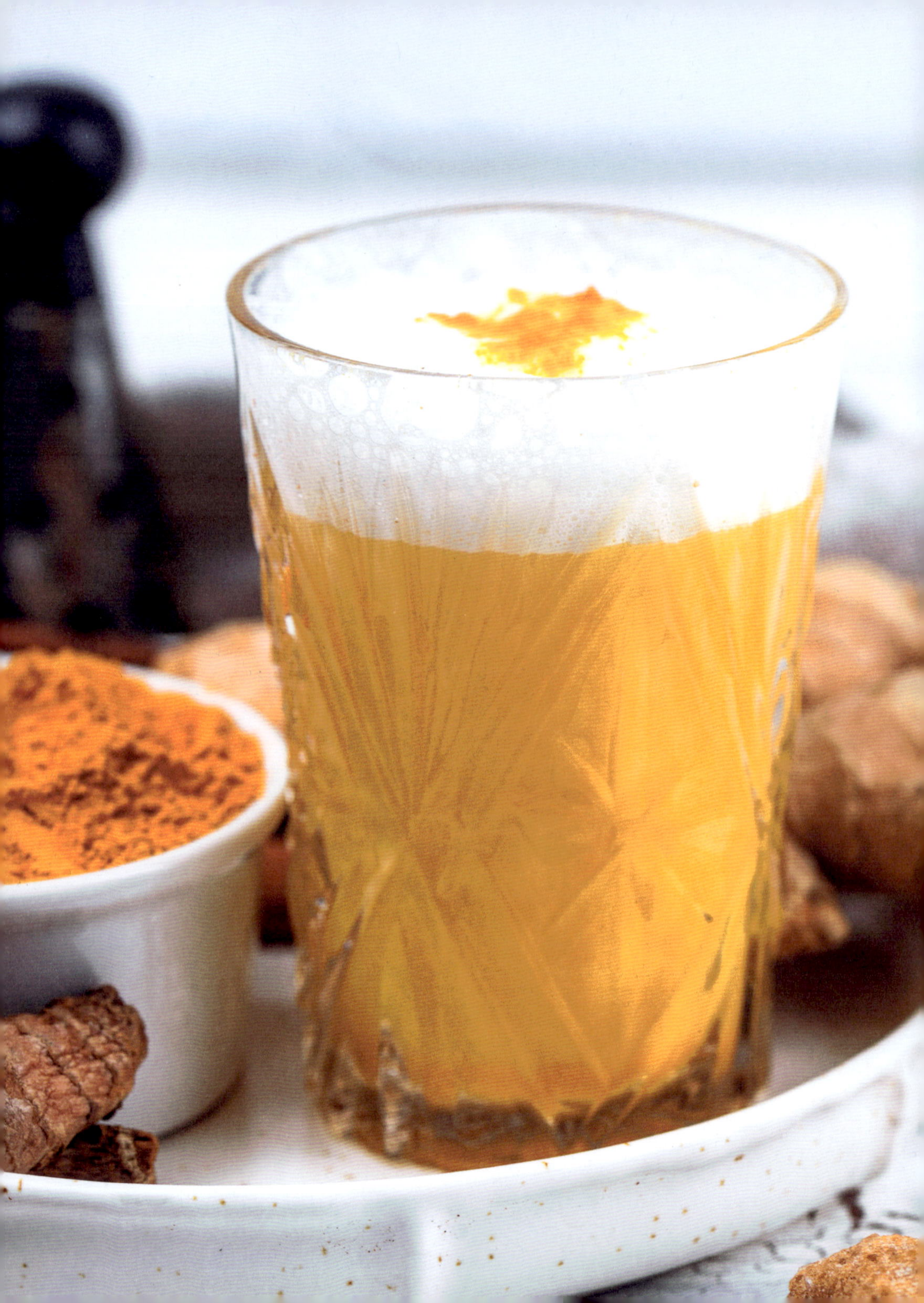

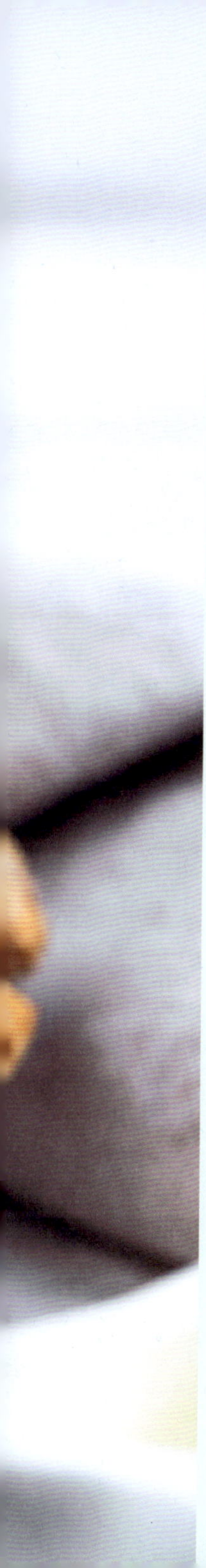

111 REZEPTE FÜR MEHR DARMWOHL

Genug der Theorie – jetzt geht es in die Praxis. In diesem Rezeptteil findest du 111 sorgfältig zusammengestellte leckere Gerichte zum Ausprobieren und zur Inspiration für eigene Kreationen mit den Zutaten, die du gut verträgst. Viel Spaß und gutes Gelingen!

FRÜHSTÜCKSIDEEN

Heidelbeer-Naturjoghurt-Shake

Abklingende Akutphase
Remissionsphase
Zubereitungszeit: 5 Minuten

Zutaten

250 g Heidelbeeren (frisch oder TK)

1 reife Banane

400 g Naturjoghurt (3,5 % Fett)

Nährwerte pro Portion:
240 kcal
9 g Eiweiß
8 g Fett
29 g Kohlenhydrate

Für 2 Portionen

Zubereitung

Die Heidelbeeren auftauen lassen oder frische Beeren waschen und verlesen, die Banane schälen und dritteln. Mit dem Naturjoghurt in ein hohes Gefäß geben und pürieren.

Tipp

Bei Untergewicht kannst du in den Shake 1–2 EL neutrales Eiweißpulver einrühren.

Erdbeerbuttermilch

Für 2 Portionen

Abklingende Akutphase
Remissionsphase
Zubereitungszeit: 5 Minuten

Zutaten

250 g TK- oder frische Erdbeeren

1 Pck. Vanillezucker

500 ml Buttermilch

Nährwerte pro Portion:
160 kcal
10 g Eiweiß
2 g Fett
24 g Kohlenhydrate

Zubereitung

1 Die gefrorenen Erdbeeren kurz antauen lassen bzw. frische Erdbeeren waschen und die Stielansätze entfernen. Sehr große Erdbeeren halbieren.

2 Die Erdbeeren mit dem Vanillezucker in ein hohes Gefäß geben und pürieren. Die Buttermilch angießen und verrühren.

Tipp

Auch tiefgekühlte Himbeeren, Heidelbeeren oder Beerenmischungen sind insbesondere außerhalb der Beerensaison ideal.

Banana-Power-Drink

Für 3 Portionen

Abklingende Akutphase
Remissionsphase
Zubereitungszeit: 5 Minuten

Zutaten

2 reife Bananen

200 ml Ananassaft

200 ml Karottensaft

250 ml Buttermilch

1 TL Leinöl

Nährwerte pro Portion:
165 kcal
5 g Eiweiß
2 g Fett
30 g Kohlenhydrate

Zubereitung

1 Die Bananen schälen, zusammen mit dem Ananas- und Karottensaft in ein hohes Gefäß geben und pürieren.

2 Die Buttermilch und das Leinöl unterrühren.

Schoko-Latte

Abklingende Akutphase
Remissionsphase
Zubereitungszeit: 5 Minuten

Für 1 Person

Zutaten

300 ml Milch (3,5 % Fett)
1 TL Kakaopulver
1 TL Honig
1 Prise Zimt
1 Prise Kardamom

Nährwerte pro Portion:
230 kcal
11 g Eiweiß
11 g Fett
18 g Kohlenhydrate

Zubereitung

1 Die Milch erwärmen. Ein Drittel der Milch in ein Glas geben und aufschäumen.

2 In die restliche Milch Kakaopulver, Honig, Zimt und Kardamom einrühren und zur aufgeschäumten Milch geben. Nach Belieben mit etwas Zimt garnieren.

Tipp

Vielleicht möchtest du mit selbstgemachtem Vanillezucker süßen. Dazu Vanilleschote längs halbieren, das Mark auskratzen und mit 200 g Zucker vermengen. In ein Schraubglas geben, und nach einer Woche ist der Zucker fertig.

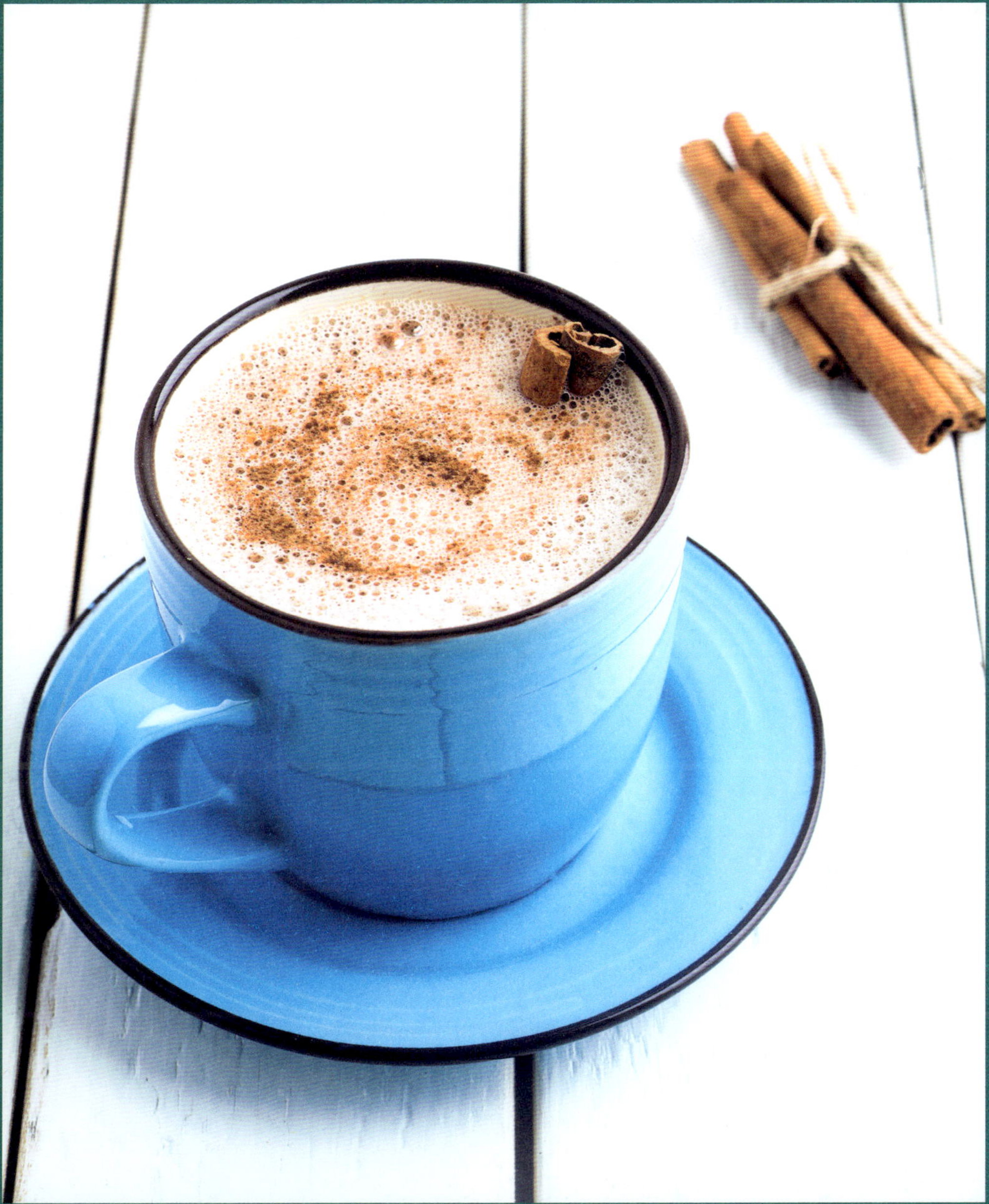

Goldene Milch „Kurkuma-Latte“

Für 1 Portion

Abklingende Akutphase
Remissionsphase
Zubereitungszeit: 5 Minuten

Zutaten

5–10 g frischer Kurkuma
250 ml Milch (3,5 % Fett) oder Pflanzenmilch
1 TL Leinöl
¼ TL Zimt, 1 Prise frisch gemahlene Muskatnuss
1–2 TL Honig

Nährwerte pro Portion:
105 kcal
2 g Eiweiß
8 g Fett
8 g Kohlenhydrate

Zubereitung

1 Kurkuma waschen und in einem Mixer fein hacken. Zusammen mit der Milch zum Kochen bringen und 2 Minuten simmern lassen. Zum Schluss Leinöl, Zimt und Muskat einrühren.

2 Die Milch durch ein Sieb geben und mit Honig süßen.

Tipp

Die goldene Milch schäumst du am besten mit einem Milchschäumer auf. Meine Lieblingsvariante ist mit Kokosmilch. Wenn du keinen frischen Kurkuma bekommst, kannst du auch 1 EL Kurkumapulver verwenden.

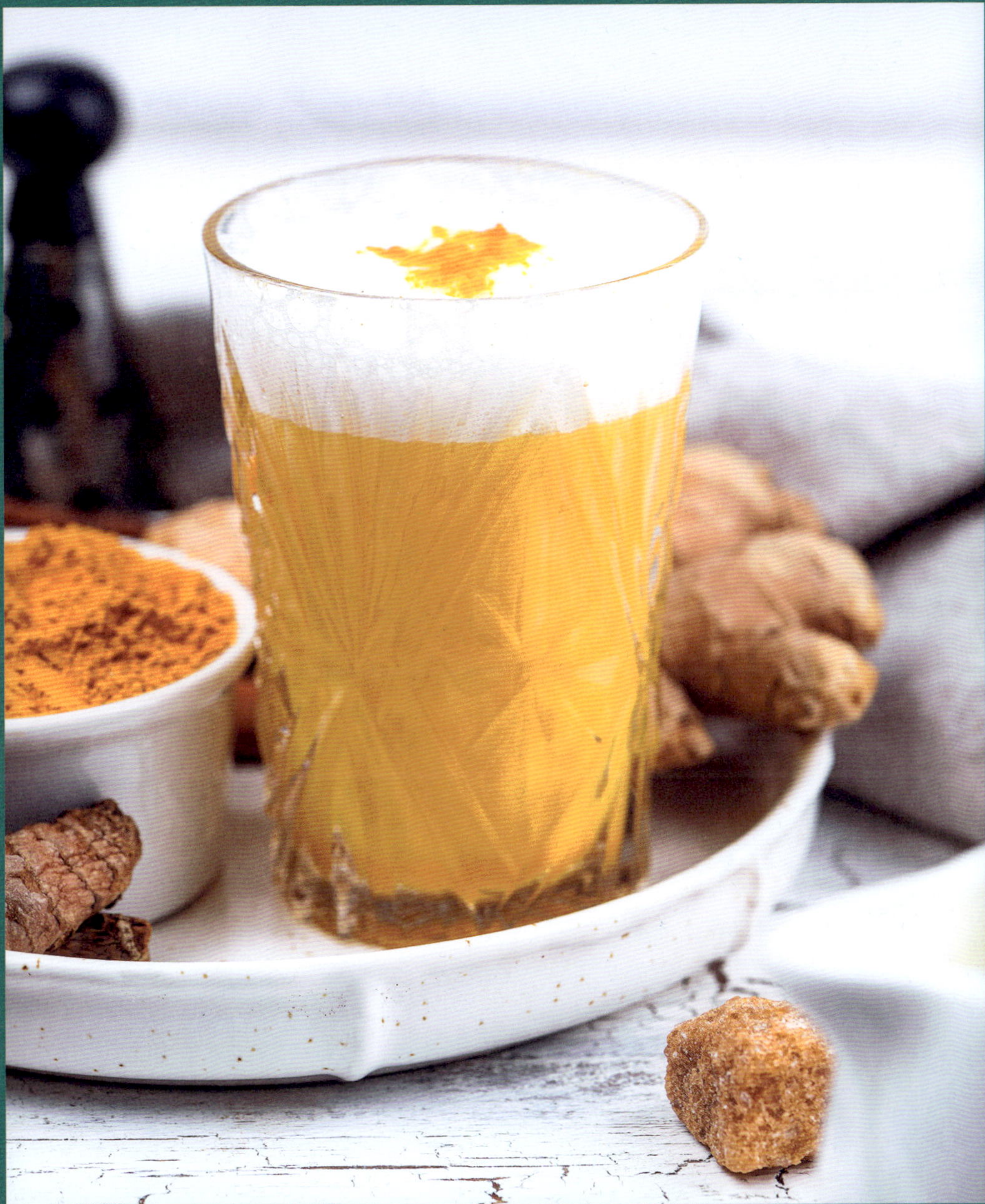

Ananas-Erdbeer-Drink

Abklingende Akutphase
Remissionsphase
Zubereitungszeit: 5 Minuten

Zutaten

200 g Erdbeeren
100 ml Ananassaft
1 EL Honig
250 ml Haferdrink

Nährwerte pro Portion:
130 kcal
5 g Eiweiß
1 g Fett
20 g Kohlenhydrate
2 g Ballaststoffe

Für 2 Gläser

Zubereitung

1 Die Erdbeeren waschen und die Stielansätze entfernen. Bis auf zwei schöne Erdbeeren zusammen mit Ananassaft und Honig in einen Mixer geben und pürieren.
2 Den Haferdrink hinzugießen und auf niedrigster Stufe mixen. Den Drink in zwei Gläser füllen und auf den Rand des Glases jeweils eine Erdbeere setzen.

Tipp

Ananas enthält Bromelain, ein äußerst gesundheitsfördernder sekundärer Pflanzenstoff. Er hilft dabei, Entzündungsherde im Körper zu bekämpfen und Schmerzen zu lindern. Darüber hinaus unterstützt Bromelain den Körper bei Verdauungsproblemen.

Orangen-Kiwi-Smoothie

Für 2 Gläser

Abklingende Akutphase
Remissionsphase
Zubereitungszeit: 10 Minuten

Zutaten

½ Mango
2 Kiwis
3 Orangen
4 EL Instant-Haferflocken

Nährwerte pro Portion:
220 kcal
5 g Eiweiß
2 g Fett
41 g Kohlenhydrate
5 g Ballaststoffe

Zubereitung

1 Die Mango waschen, schälen, das Fruchtfleisch vom Kern schneiden und in Stücke schneiden. Eine Kiwi halbieren, zwei dünne Scheiben als Dekoration herausschneiden. Den Rest und die zweite Kiwi schälen und würfeln.

2 Mango- und Kiwistücke in einen Mixer geben und zu Fruchtmus pürieren. Die Orangen halbieren und auspressen. Den Orangensaft und die Instant-Haferflocken hinzugeben und alles auf niedrigster Stufe mixen.

3 Den Drink in zwei Gläser füllen und mit je einer Kiwischeibe garnieren.

Tipp

Ich mache mir gerne einen Esslöffel Mandelmus in den Smoothie.

Gute-Laune-Drink

Für 2 Gläser

Abklingende Akutphase
Remissionsphase
Zubereitungszeit: 5 Minuten

Zutaten

1 Orange
1 reife Banane
100 ml heller Traubensaft
150 ml Karottensaft
¼ TL Rapsöl

Nährwerte pro Portion:
190 kcal
2 g Eiweiß
2 g Fett
40 g Kohlenhydrate
3 g Ballaststoffe

Zubereitung

Die Orange halbieren und den Saft auspressen. Die Banane schälen, dritteln und zusammen mit dem Orangen-, Trauben- und Karottensaft pürieren. Zum Schluss das Öl unterrühren.

Tipp

Durch das Bananenmus und das Zumischen von Karottensaft wird die Säure aus dem Orangen- und Traubensaft abgemildert.

Pikanter Power-Drink

Für 2 Portionen

Abklingende Akutphase
Remissionsphase
Zubereitungszeit: 10 Minuten

Zutaten

½ Bund Schnittlauch
½ Bund Dill
½ Avocado
½ kleine Salatgurke
300 ml Buttermilch
½ Zitrone
Salz

Nährwerte pro Portion:
170 kcal
8 g Eiweiß
8 g Fett
15 g Kohlenhydrate

Zubereitung

1 Schnittlauch und Dill waschen. Den Schnittlauch in feine Röllchen schneiden, den Dill von den Stielen zupfen und klein hacken.

2 Die Avocado halbieren, den Stein entfernen und das Fruchtfleisch aus der Schale lösen. Die Salatgurke schälen und in grobe Stücke schneiden.

3 Die Gurkenstücke und das Avocadofleisch zusammen mit den gehackten Kräutern und der Buttermilch pürieren. Die halbe Zitrone auspressen und mit 2 EL Zitronensaft und Salz abschmecken.

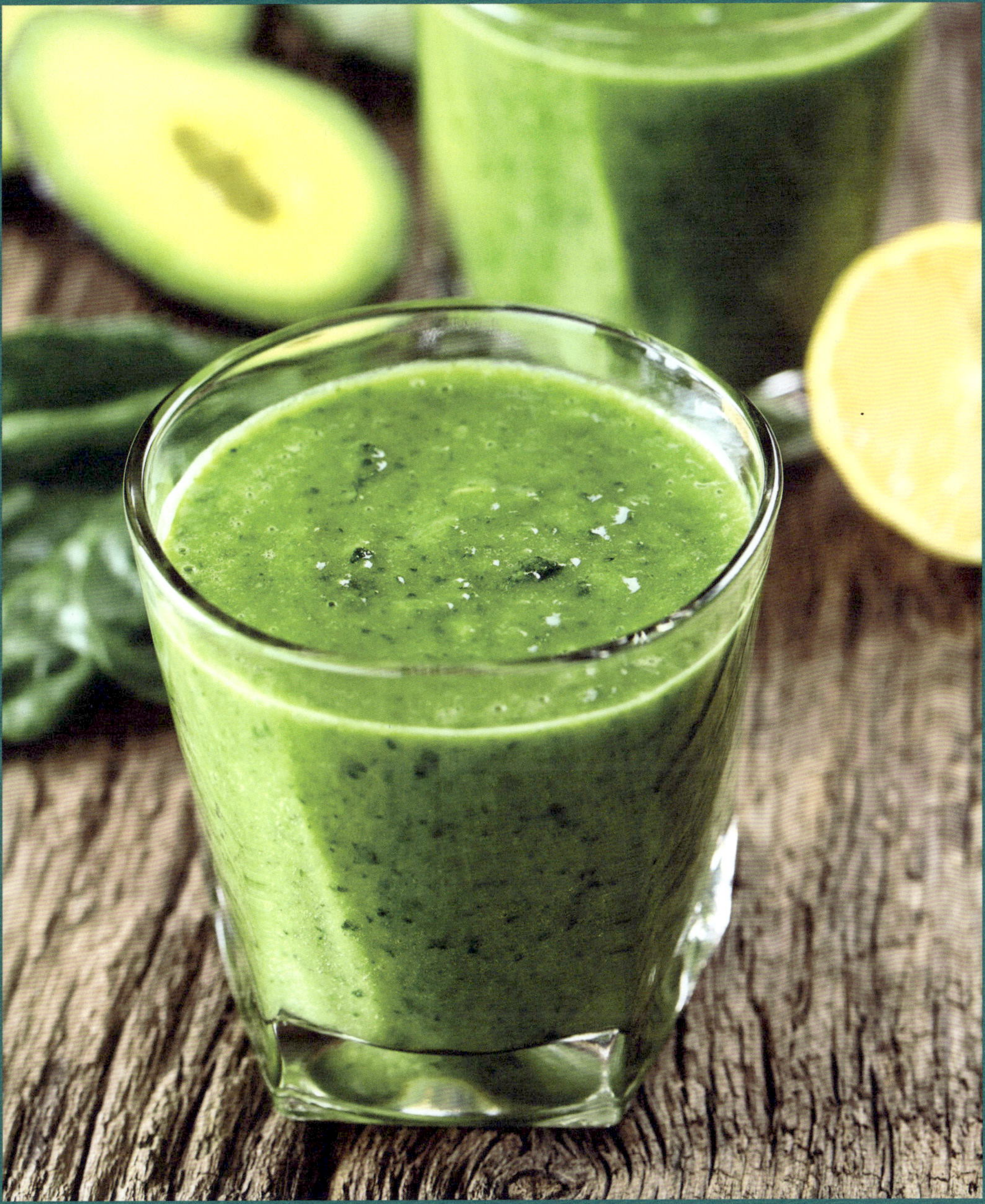

Winter-Smoothie

Abklingende Akutphase
Remissionsphase
Zubereitungszeit: 20 Minuten

Zutaten

200 g Grünkohl
1–2 Rote Bete
1 schwarzer Rettich
3 Äpfel

Nährwerte pro Portion:
120 kcal
4 g Eiweiß
1 g Fett
23 g Kohlenhydrate

Für 4 Portionen

Zubereitung

1 Grünkohl gründlich waschen, putzen und grob zerkleinern. Die Rote Bete waschen, schälen und in grobe Stücke schneiden. Die Äpfel waschen, vierteln und das Kerngehäuse herausschneiden.

2 Alle Zutaten mit 250 ml Wasser in einen Standmixer geben und zu einem Smoothie pürieren.

Tipp

Frische Rote Bete färben extrem ab, verwende zum Schälen daher Haushaltshandschuhe.

Porridge

Abklingende Akutphase
Remissionsphase
Zubereitungszeit: 10 Minuten

Zutaten

6–8 EL zarte Haferflocken
Salz
2 EL Sahne (30 % Fett)
2 TL Honig

Nährwerte pro Portion:
185 kcal
5 g Eiweiß
6 g Fett
29 g Kohlenhydrate

2 Portionen

Zubereitung

1 500 ml Wasser zum Kochen bringen, die Haferflocken einstreuen und bei niedriger Temperatur einige Minuten quellen lassen. Mit einer Prise Salz, Sahne und Honig abschmecken.

2 Den Porridge auf zwei tiefe Teller verteilen und warm servieren.

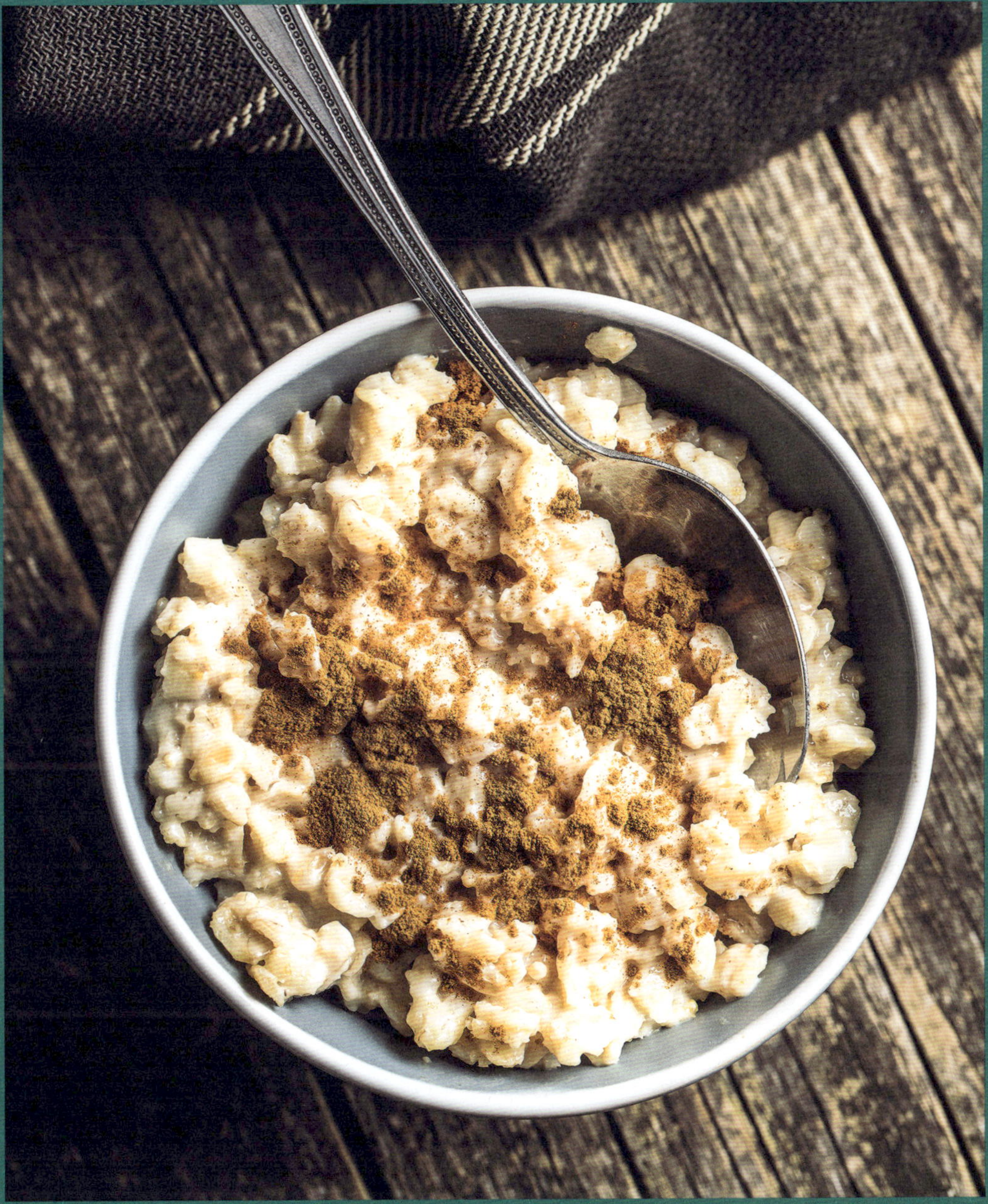

Overnight Oats

Abklingende Akutphase
Remissionsphase
Zubereitungszeit: 20 Minuten
Quellzeit: über Nacht

Für 2 Portionen

Zutaten

100 g zarte Haferflocken
2 reife Bananen
1 Zitrone
100 g Blaubeeren (TK)
3–4 EL Kokosjoghurt
2 TL Honig
1 Prise Zimt oder Kardamom nach Belieben

Nährwerte pro Person:
340 kcal
9 g Eiweiß
4 g Fett
65 g Kohlenhydrate

Zubereitung

1 Die Haferflocken mit 300 ml heißem Wasser aufgießen und 20 Minuten ziehen lassen.

2 Die Bananen schälen und mit einer Gabel zerdrücken. Die Zitrone auspressen und 4 EL Zitronensaft darüberträufeln. Zusammen mit den gefrorenen Blaubeeren unter die Haferflocken heben und über Nacht im Kühlschrank quellen lassen.

3 Am nächsten Morgen das Kokosjoghurt unterheben. Mit Honig und eventuell den Gewürzen abschmecken.

Tipp

Gerne esse ich Overnight Oats mit gefrorenen Himbeeren oder einer Messerspitze Kurkuma. Morgens rühre ich zusätzlich einen Teelöffel Leinöl unter.

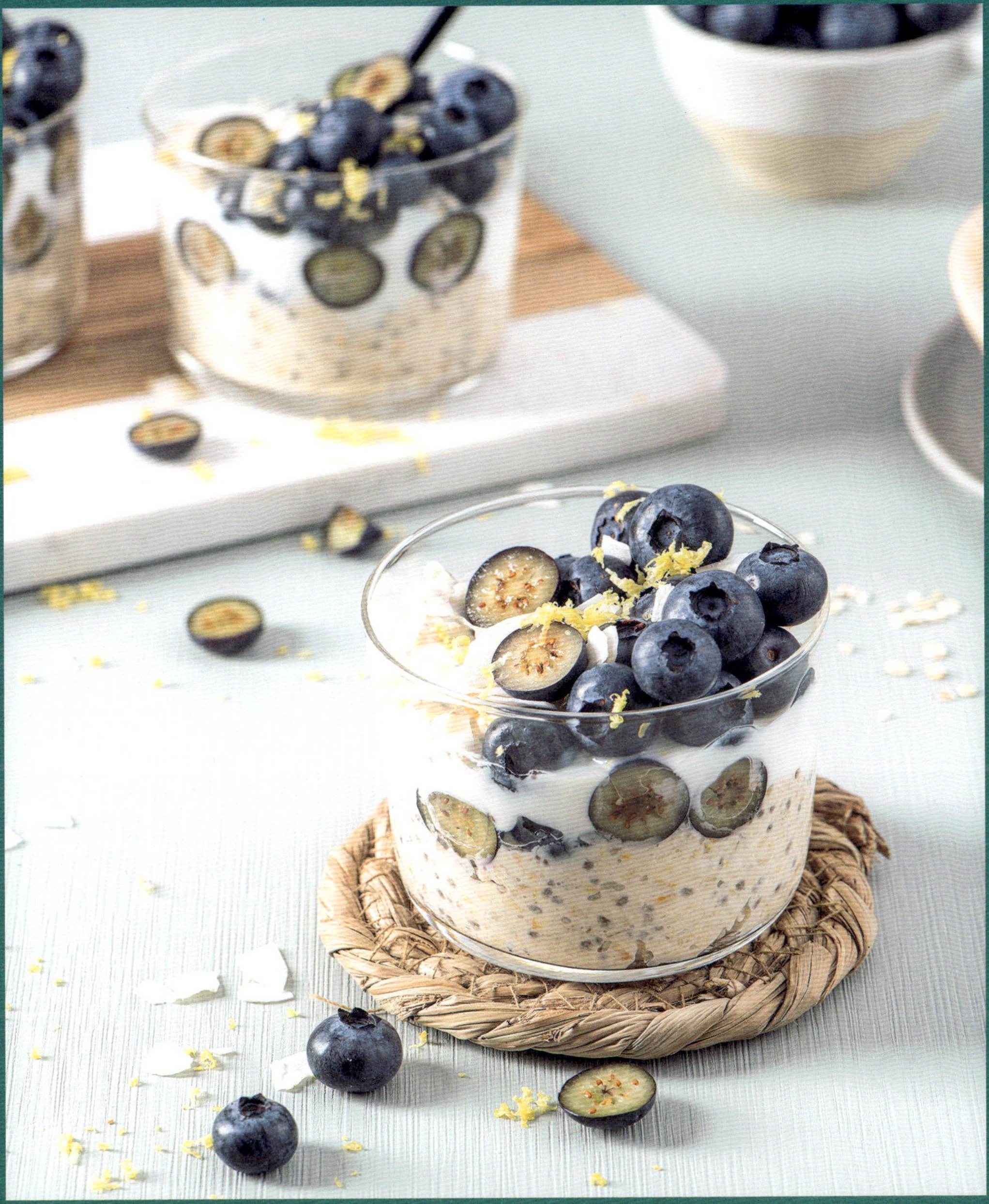

Power-Winterporridge

Für 2 Portionen

Abklingende Akutphase
Remissionsphase
Zubereitungszeit: 10 Minuten

Zutaten

400 ml Milch (3,5 % Fett)
4 EL Buchweizenflocken
4 EL zarte Haferflocken
2 TL geschrotete Leinsamen
1 Apfel
etwas Zimt oder Honig (optional)

Nährwerte pro Portion:
340 kcal
13 g Eiweiß
11 g Fett
47 g Kohlenhydrate

Zubereitung

1 Den Apfel waschen, achteln, das Kernhaus entfernen und in kleine Stücke schneiden.

2 Die Milch aufkochen, Buchweizen- und Haferflocken einstreuen und unter Rühren eine Minute kochen lassen, bis es sämig wird.

3 In eine Schüssel füllen, die Apfelstückchen hinzufügen, mit Leinsamen bestreuen und nach Belieben mit Zimt und/oder Honig abschmecken.

Bananen-Sanddorn-Quark

Für 2 Portionen

Abklingende Akutphase
Remissionsphase
Zubereitungszeit: 10 Minuten

Zutaten

1 reife Banane
100 ml Sanddornsaft (Direktsaft)
250 g Magerquark
100 g Kokosjoghurt
2 EL gemahlene Mandeln
200 g Beerenfrüchte (frisch oder TK)

Nährwerte pro Portion:
280 kcal
23 g Eiweiß
8 g Fett
25 g Kohlenhydrate

Zubereitung

1 Die Banane schälen und mit einer Gabel zu Mus drücken. Zusammen mit Sanddornsaft, Quark, Kokosjoghurt und Mandeln verquirlen.

2 Die Beeren auftauen lassen oder frische Beeren putzen, abbrausen und abtropfen lassen und unter den Quark rühren.

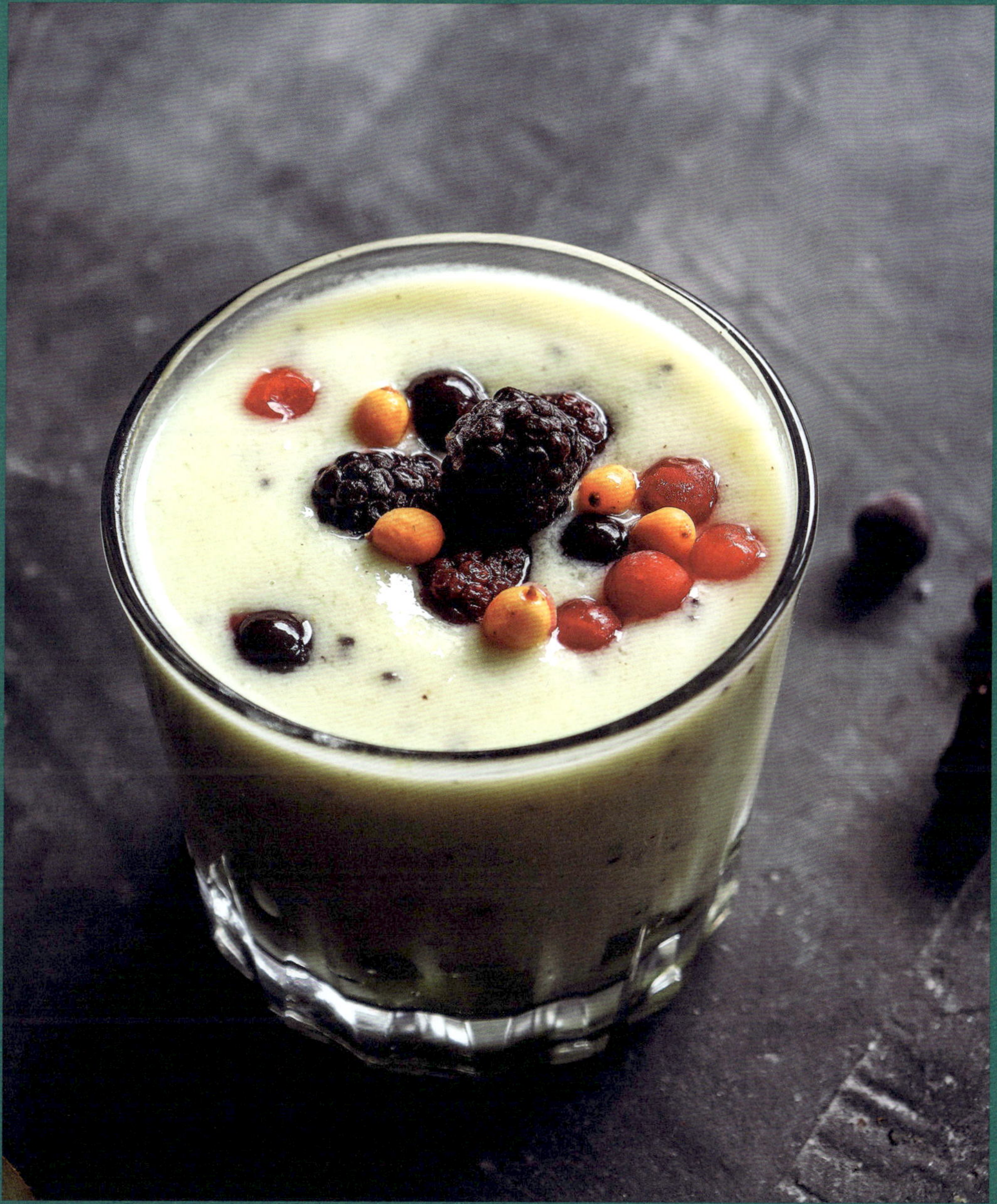

Müsli Bircher Art

Abklingende Akutphase
Remissionsphase
Zubereitungszeit: 10 Minuten

Für 2 Portionen

Zutaten

1 Apfel
½ Zitrone
300 g Naturjoghurt (3,5 % Fett)
6–8 EL Haferflocken
2 TL Honig

Nährwerte pro Portion:
220 kcal
7 g Eiweiß
5 g Fett
36 g Kohlenhydrate

Zubereitung

1 Den Apfel waschen, halbieren, vom Kerngehäuse befreien und fein reiben. Die halbe Zitrone auspressen und den Apfel sofort mit dem Saft beträufeln.

2 Zusammen mit Naturjoghurt, Haferflocken und Honig verrühren und auf zwei Schälchen verteilen.

Tipp

Statt Apfel kannst du auch anderes Obst, z. B. Birne, verwenden.

Müsli in Mango-Buttermilch

Abklingende Akutphase
Remissionsphase
Zubereitungszeit: 15 Minuten

Für 2 Portionen

Zutaten

1 Mango
250 ml Buttermilch
150 g Brombeeren
2 EL Kokosraspeln
6–8 EL Flockenmischung

Nährwerte pro Portion:
280 kcal
7 g Eiweiß
6 g Fett
45 g Kohlenhydrate

Zubereitung

1 Die Mango waschen, schälen, das Fruchtfleisch vom Stein schneiden und zusammen mit der Buttermilch pürieren.

2 Die Brombeeren waschen und trocken tupfen. Die Kokosraspeln in einer beschichteten Pfanne ohne Fett rösten.

3 Die Mangobuttermilch mit der Flockenmischung vermengen, auf zwei Schälchen verteilen und Brombeeren und Kokosraspeln darauf verteilen.

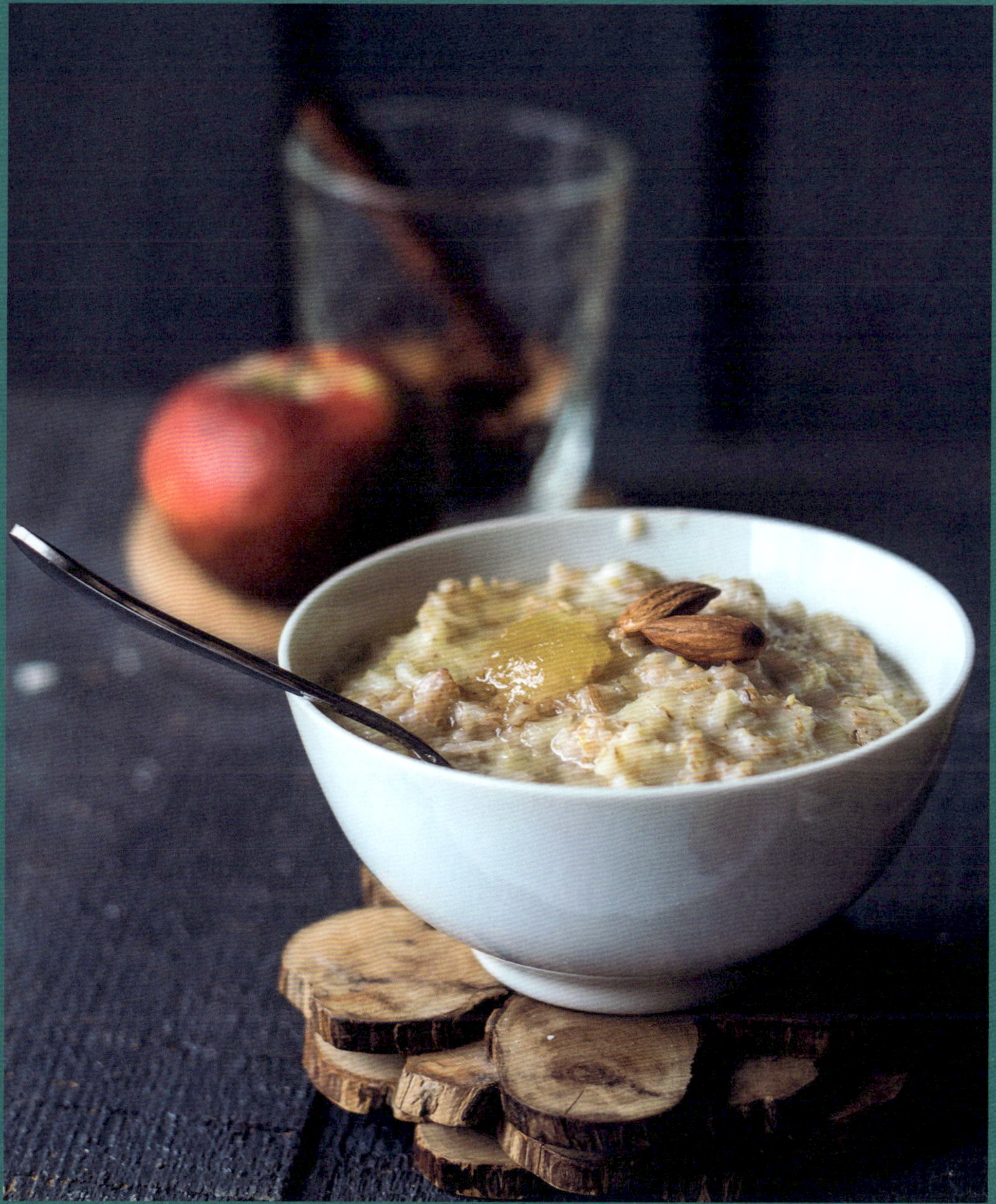

Obstsalat mit Zitronenjoghurt

Für 2 Portionen

Abklingende Akutphase
Remissionsphase
Zubereitungszeit: 15 Minuten

Zutaten

1 Kiwi
1 Birne
100 g Erdbeeren
½ Zitrone
2 Orangen
150 g Naturjoghurt (3,5 % Fett)
1 EL Honig
4 EL Cornflakes

Nährwerte pro Portion:
270 kcal
7 g Eiweiß
5 g Fett
45 g Kohlenhydrate

Zubereitung

1 Kiwi schälen, Birne waschen und vom Kerngehäuse befreien. Die Erdbeeren waschen und die Stielansätze entfernen. Das Obst in gleich große Stücke schneiden. Die halbe Zitrone auspressen.
2 Die Orangen sorgfältig schälen, dabei die weiße Haut vollständig entfernen. Die Orangenfilets aus den Zwischenhäuten herauslösen und eventuell halbieren. Den austretenden Orangensaft dabei auffangen und mit Naturjoghurt, Honig und 2 EL Zitronensaft verrühren.
3 Das Obst auf zwei Schälchen verteilen und mit der Naturjoghurtsoße übergießen und die Cornflakes darüberstreuen.

Tipp

Serviere den Obstsalat sofort. Wenn Kiwi und Milchprodukte über einen längeren Zeitraum Kontakt haben, schmeckt das Milchprodukt sauer: Die Enzyme der Kiwi zerlegen das Eiweiß in den Milchprodukten, und dabei verändert es seinen Geschmack.

Rührei

Für 2 Portionen

Abklingende Akutphase
Remissionsphase
Zubereitungszeit: 10 Minuten

Zutaten

4 Eier
2 EL Milch
¼ TL Salz
1 EL Rapsöl
1 EL Butter

Nährwerte pro Portion:
250 kcal
14 g Eiweiß
20 g Fett
2 g Kohlenhydrate

Zubereitung

1 Die Eier aufschlagen und in einer Schüssel mit einem Schneebesen kräftig verquirlen. Die Milch unterrühren und mit dem Salz würzen.

2 Öl und Butter in einer beschichteten Pfanne erhitzen, die Temperatur etwas reduzieren und die Eimasse hineingießen. Ein wenig stocken lassen, dann immer wieder mit einem Pfannenwender hin- und herschieben.

3 Ist die Eimasse komplett gestockt und nichts mehr flüssig, das Rührei auf zwei Tellern verteilen.

Rührei lässt sich vielseitig aufpeppen:

- Kräuterrührei: 2–4 EL frische Kräuter wie Schnittlauch, Petersilie oder auch Kerbel unter die Eiermasse geben.
- Rührei mit Schinken: 2 Scheiben gekochten Schinken klein würfeln und vor der Zugabe der Eier leicht anbraten.
- Rührei mit Pilzen: 4–6 Champignons putzen und blättrig schneiden. Vor der Zugabe der Eier leicht anbraten und mit dem Rührei weiterbraten.
- Rührei mit Räucherlachs: 70–100 g Lachs in Streifen schneiden und in die halb gestockte Eimasse geben und weiterbraten. Vor dem Servieren mit frischem Dill bestreuen. Statt Lachs kannst du auch Nordseekrabben verwenden.

Blaubeer-Pancakes

Abklingende Akutphase
Remissionsphase
Zubereitungszeit: 20 Minuten
Quellzeit: 20 Minuten

Zutaten

80 g Blaubeeren (frisch oder TK)
1 Ei
120 ml Kokosmilch
60 g Maismehl
40 g zarte Haferflocken
1 TL Backpulver
Salz
2 EL Rapsöl
4 TL Honig

Nährwerte pro Stück:
120 kcal
3 g Eiweiß
5 g Fett
15 g Kohlenhydrate

Für 6 Stück

Zubereitung

1 Die Blaubeeren auftauen lassen oder frische Blaubeeren waschen, verlesen und abtropfen lassen. Das Ei mit der Kokosmilch in eine Schüssel geben, dann Mehl, Haferflocken, Backpulver und eine Prise Salz dazugeben. Alles zu einem Pfannkuchenteig mixen und 20 Minuten ruhen lassen.

2 1 EL Öl in einer Pfanne erhitzen. Den Teig mit einem großen Löffel in drei kleinen Häufchen mit reichlich Abstand in die Pfanne geben. Die Hälfte der Blaubeeren auf den Teig verteilen. Nach 2 Minuten die Pancakes umdrehen und von beiden Seiten goldbraun backen.

3 Mit dem Rest des Teiges genauso verfahren, die Pancakes auf zwei Tellern verteilen und mit Honig bestreichen.

Tipp

Vergiss das Backtriebmittel nicht, sonst gehen die Pancakes nicht so schön auf. Statt Backpulver kannst du auch Natron oder Weinstein-Backpulver verwenden.

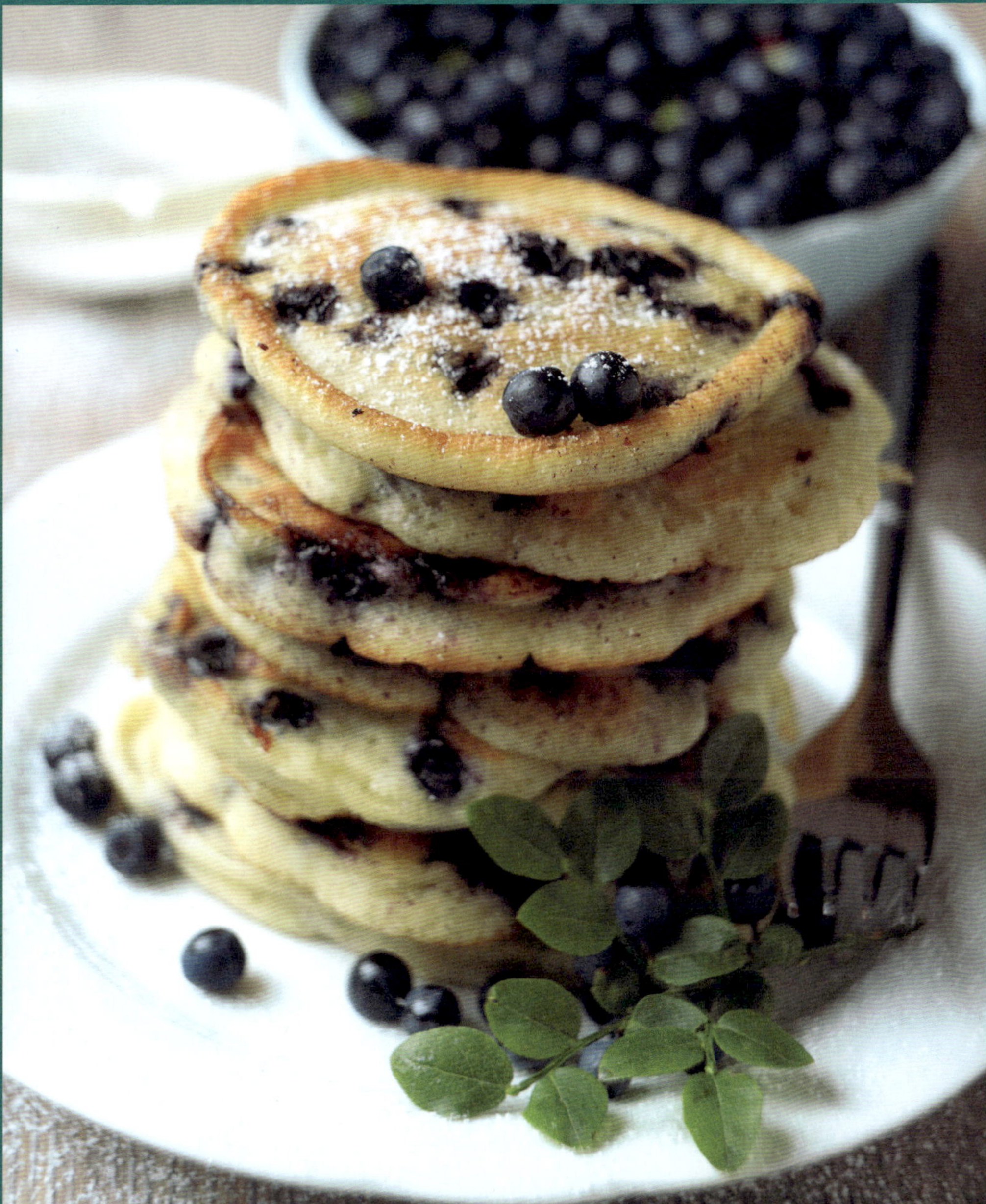

Eierpfannkuchen

Für 2 Portionen

Abklingende Akutphase
Remissionsphase
Zubereitungszeit: 20 Minuten
Quellzeit: 20 Minuten

Zutaten

120 g Weizenmehl Type 1050
150 ml Milch (3,5 % Fett)
2 Eier
Salz
1 EL Rapsöl
1 EL Butter

Nährwerte pro Portion:
415 kcal
17 g Eiweiß
19 g Fett
45 g Kohlenhydrate

Zubereitung

1 Mehl, Milch und Eier mit einer Prise Salz mit dem Handrührgerät zu einem glatten und zähflüssigen Teig verrühren. Den Teig 20 Minuten quellen lassen.

2 In eine beschichtete Pfanne möglichst wenig Öl und Butter geben. Ein Viertel des Teigs hineingeben und die Pfanne schwenken, damit er sich gleichmäßig verteilt. Bei mittlerer Hitze von beiden Seiten 2 Minuten backen.

3 Die weiteren drei Pfannkuchen ebenso ausbacken.

Tipp

Statt Weizenmehl kannst du auch Buchweizenmehl verwenden, dann schmecken die Pfannkuchen leicht nussig.
Zum Süßen kannst du Ahornsirup verwenden oder Rübensirup, die niederländische Variante. Natürlich spricht auch nichts gegen deine Lieblingsmarmelade zum Pfannkuchen.

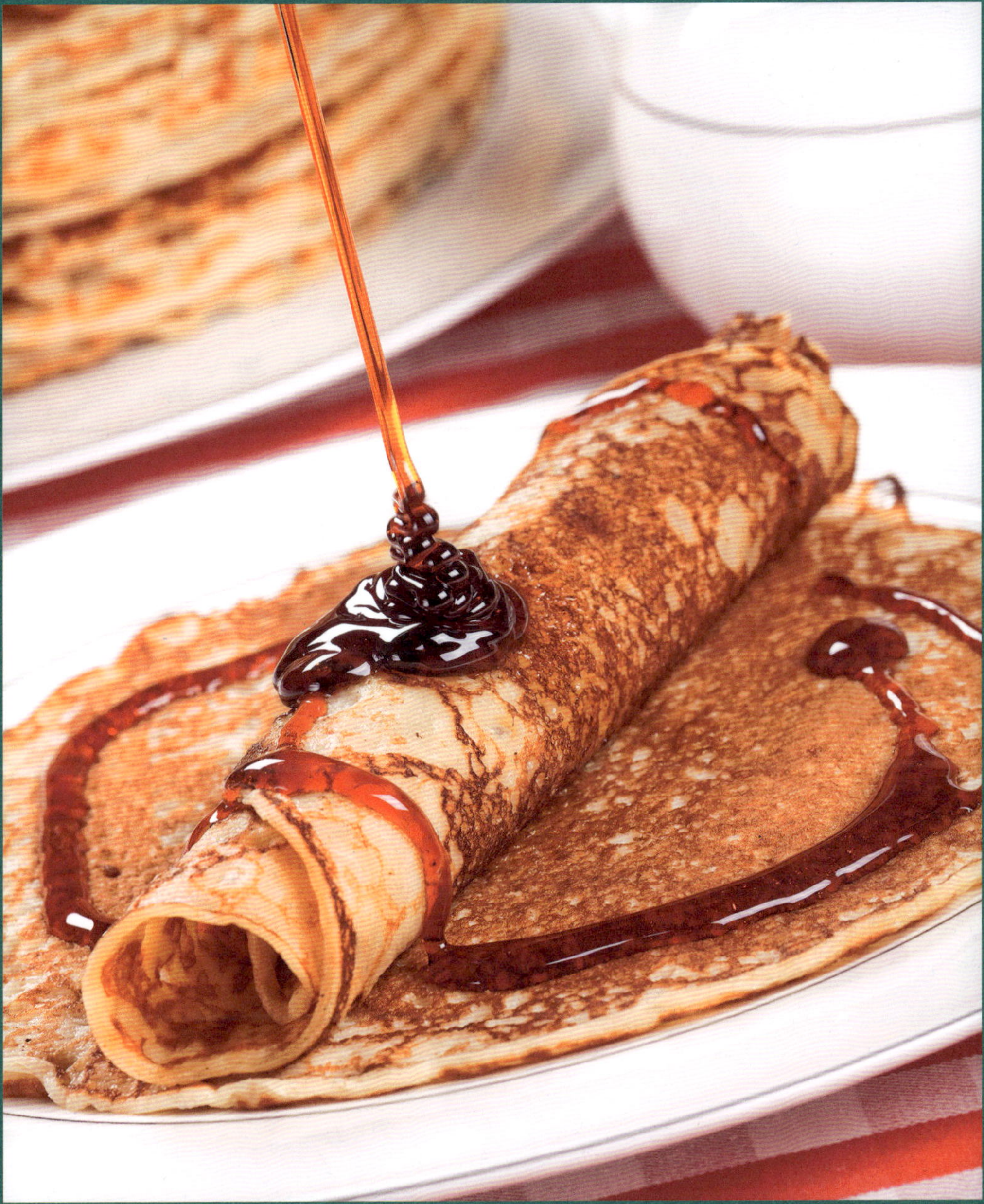

DIPS UND AUFSTRICHE

Schnittlauch-Quark

Abklingende Akutphase
Remissionsphase
Zubereitungszeit: 15 Minuten

Zutaten

1 Zwiebel
2 Bund Schnittlauch
500 g Magerquark
150 ml Milch (3,5 % Fett)
6 EL kalt gepresstes Leinöl
Salz und Pfeffer

Eine Portion enthält:
300 kcal
18 g Eiweiß
22 g Fett
6 g Kohlenhydrate

Für 4 Portionen

Zubereitung

1 Die Zwiebel abziehen und fein hacken. Den Schnittlauch waschen, trocken tupfen und in feine Ringe schneiden.

2 Den Quark mit Milch und Leinöl verrühren. Die Zwiebelwürfelchen und Schnittlauchringe unterheben und mit Salz und Pfeffer abschmecken.

Tipp

Statt mit Magerquark kannst du den Aufstrich auch mit Seidentofu ausprobieren.
Natürlich passt zu Schnittlauch auch Petersilie, Dill und Pimpernelle. Und wenn du Knoblauch verträgst, ist er auch erlaubt.

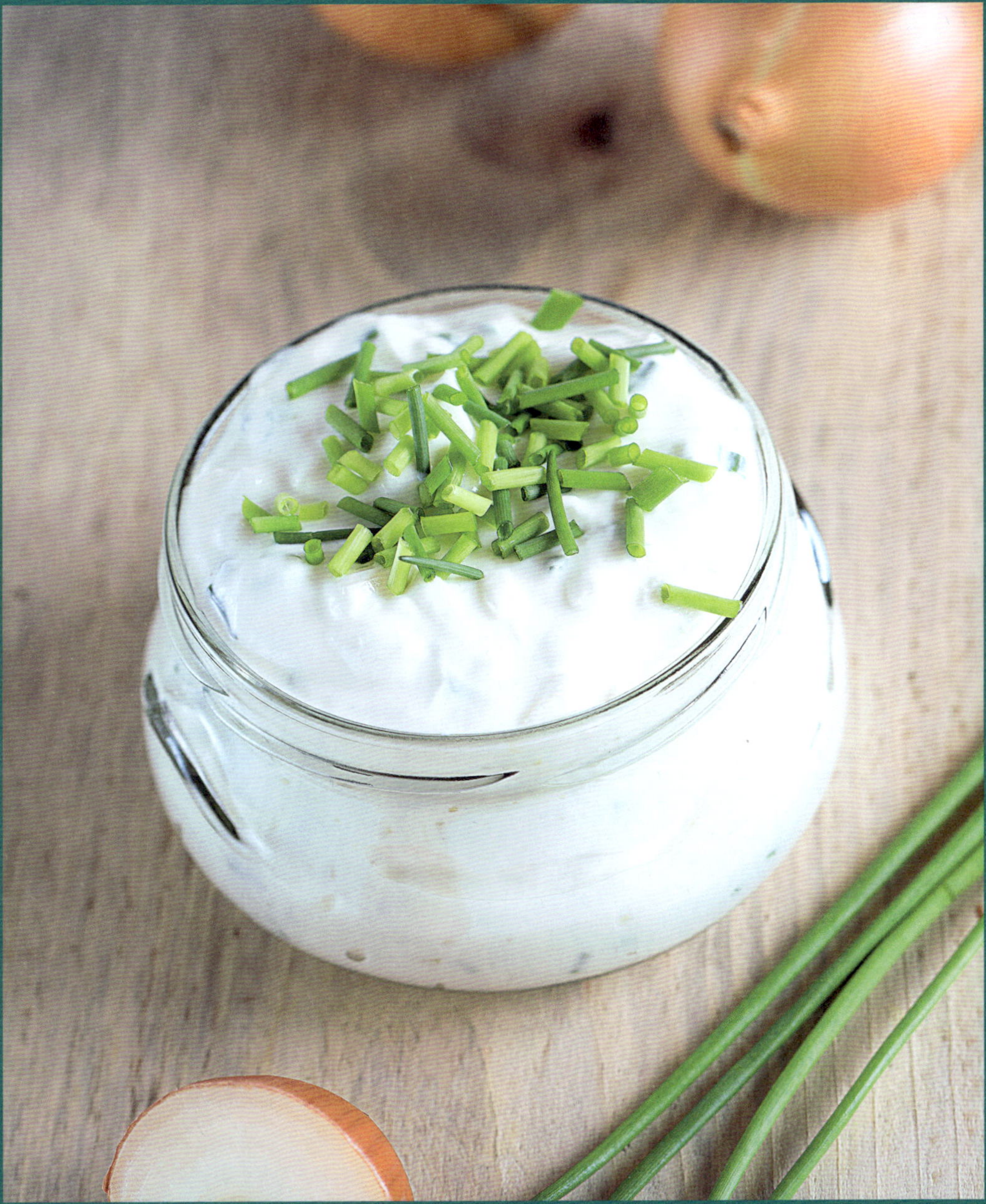

Lachscreme

Für 8 Portionen

Abklingende Akutphase
Remissionsphase
Zubereitungszeit: 20 Minuten

Zutaten

200 g geräucherter Lachs
100 g saure Sahne
175 g Doppelrahmfrischkäse
100 g Magerquark
1 TL abgeriebene Zitronenschale
Salz und Pfeffer
½ Bund frischer Dill

Nährwerte pro Portion:
340 kcal
18 g Eiweiß
27 g Fett
3 g Kohlenhydrate

Zubereitung

1 Die Hälfte des Räucherlachses mit der sauren Sahne pürieren und mit Frischkäse und Quark glatt rühren. Mit Zitronenabrieb, Salz und Pfeffer würzen.

2 Den Dill waschen, trocken schütteln und fein hacken. Den restlichen Lachs in feine Streifen schneiden und zusammen mit dem Dill unter die Creme rühren.

Tipp

Passt gut aufs Brot, lässt sich aber auch mit Gemüsesticks servieren.

Roggenbrot mit Thunfischcreme

Für 4 Portionen

Abklingende Akutphase
Remissionsphase
Zubereitungszeit: 20 Minuten

Zutaten

4 Salatblätter, z. B. Lollo Bianco
1 Stange Staudensellerie
2 cm frischer Ingwer
2 Lauchzwiebeln
½ Zitrone
1 Dose Thunfisch im eigenen Saft (ca. 185 g)
Salz und Pfeffer
4 Scheiben Roggenmischbrot

Nährwerte pro Portion:
175 kcal
18 g Eiweiß
1 g Fett
23 g Kohlenhydrate

Zubereitung

1 Die Salatblätter waschen und trocken tupfen. Den Sellerie würfeln, den Ingwer schälen und fein hacken. Die Lauchzwiebeln in feine Ringe schneiden. Die halbe Zitrone auspressen.

2 Den Thunfisch abtropfen lassen und mit einer Gabel zerpflücken. Sellerie, Ingwer und Lauchzwiebeln unterheben, mit Zitronensaft, Salz und Pfeffer abschmecken.

3 Je ein Salatblatt auf eine Brotscheibe legen und den angemachten Thunfisch darauf verteilen.

Tipp

Fein gewürfelte Gurke, Paprika oder auch Brokkoli peppen die Thunfischcreme auf.

Scharfer Cashewnuss-Dip

Für 4 Portionen

Abklingende Akutphase
Remissionsphase
Zubereitungszeit: 10 Minuten

Zutaten

1 rote Paprika
1 Knoblauchzehe
50 g Cashewnüsse
100 g saure Sahne
Salz
1–2 TL Paprikapulver, edelsüß

Nährwerte pro Portion:
130 kcal
4 g Eiweiß
12 g Fett
5 g Kohlenhydrate

Zubereitung

1 Die Paprika waschen, putzen und würfeln. Den Knoblauch abziehen und fein hacken. Paprika, Knoblauch und Cashewnüsse im Mixer fein hacken.

2 Mit saurer Sahne verrühren und mit Salz und Paprikapulver würzen.

Tipp

Dazu passen Gemüsesticks und Vollkornbrot.

Brokkoli-Erdnuss-Aufstrich

Für 4 Portionen

Abklingende Akutphase
Remissionsphase
Zubereitungszeit: 20 Minuten

Zutaten

200 g Brokkoli
1 Schalotte
3 EL kalt gepresstes Olivenöl
100 g Erdnüsse
½ Bund frische glatte Petersilie
einige Zweige frischer Dill und Schnittlauch
1 Kästchen Kresse
Salz
weißer Pfeffer

Eine Portion enthält:
240 kcal
8 g Eiweiß
20 g Fett
8 g Kohlenhydrate

Zubereitung

1 Brokkoli waschen, putzen, in Röschen zerteilen und 5 Minuten in kochendem Salzwasser garen.

2 Die Schalotte abziehen, fein würfeln und in 1 EL Öl glasig dünsten. Die Erdnüsse dazugeben und kurz anrösten. Die Kräuter waschen, trocken schütteln und fein hacken. Die Kresse abschneiden, kalt abbrausen und trocken tupfen.

3 Alle Zutaten außer der Kresse im Mixer fein pürieren. Mit Salz und Pfeffer abschmecken und zuletzt die Kresse unterheben.

Tipp

Wenn du keine Kresse bekommst, kannst du auch Feldsalat, Babyspinat oder Rucula unterheben.

Guacamole

Abklingende Akutphase
Remissionsphase
Zubereitungszeit: 15 Minuten

Zutaten

2 Avocados
1 Limette
1 kleine Zwiebel
1 Tomate
1 EL Leinöl, kalt gepresst
Kreuzkümmel
Salz

Eine Portion enthält:
185 kcal
2 g Eiweiß
17 g Fett
7 g Kohlenhydrate

Für 4 Portionen

Zubereitung

1 Avocados schälen, den Kern entfernen und das Fruchtfleisch mit einer Gabel in einer Schüssel zerdrücken. Die Limette auspressen und sofort den Saft dazugeben, damit die Avocado nicht braun wird.

2 Zwiebel und Tomate in sehr kleine Würfel schneiden. Zusammen mit dem Leinöl unter das Avocadomus rühren, mit Kreuzkümmel und Salz abschmecken und gleich servieren.

Tipp

Avocado enthält zwischen 15 und 26 g Fett auf 100 g. Wenn du mit der Verdauung von Fett Probleme hast, rührst du unter die Guacamole am besten 150 g Naturjoghurt (1,5 % Fett).

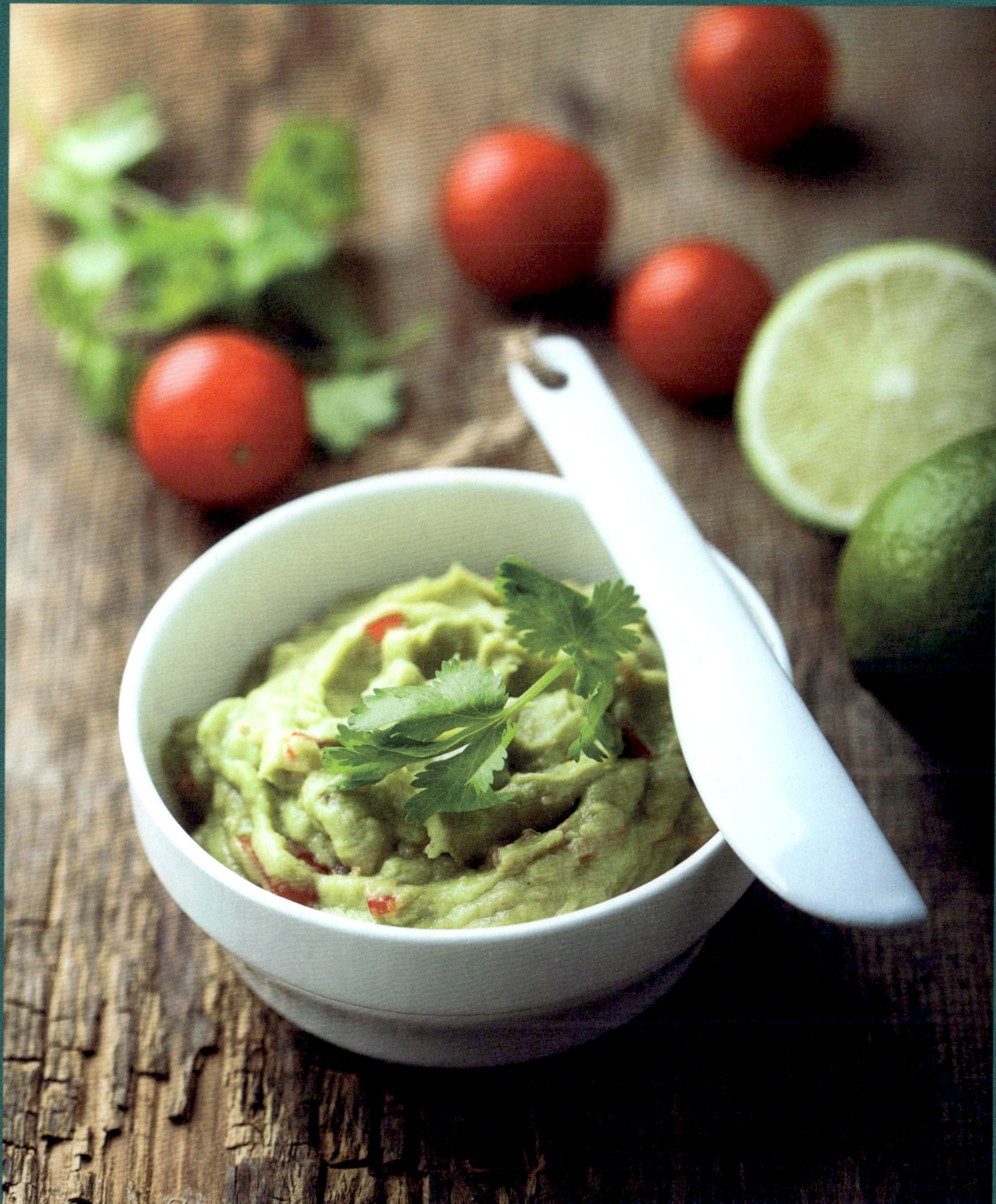

KLEINE GERICHTE FÜR ZWISCHENDURCH

Melonen-Kaltschale

Abklingende Akutphase
Remissionsphase
Zubereitungszeit: 20 Minuten

Zutaten

1 Galia-Melone
½ Bund Zitronenmelisse
Salz
weißer Pfeffer
1 TL Honig

Eine Portion enthält:
145 kcal
2 g Eiweiß
1 g Fett
33 g Kohlenhydrate

Für 4 Portionen

Zubereitung

1 Die Melone halbieren, entkernen, schälen und in Stücke schneiden. Die Melisse waschen und trocken schütteln. Beides in einen Mixer geben, 4–8 Eiswürfel dazugeben und pürieren.

2 Mit Salz, Pfeffer und Honig abschmecken. In Gläser füllen und mit Zitronenmelisse garnieren.

Tipp

Du kannst auch Wassermelonenwürfel in die Kaltschale geben und das Ganze in tiefen Tellern anbieten.

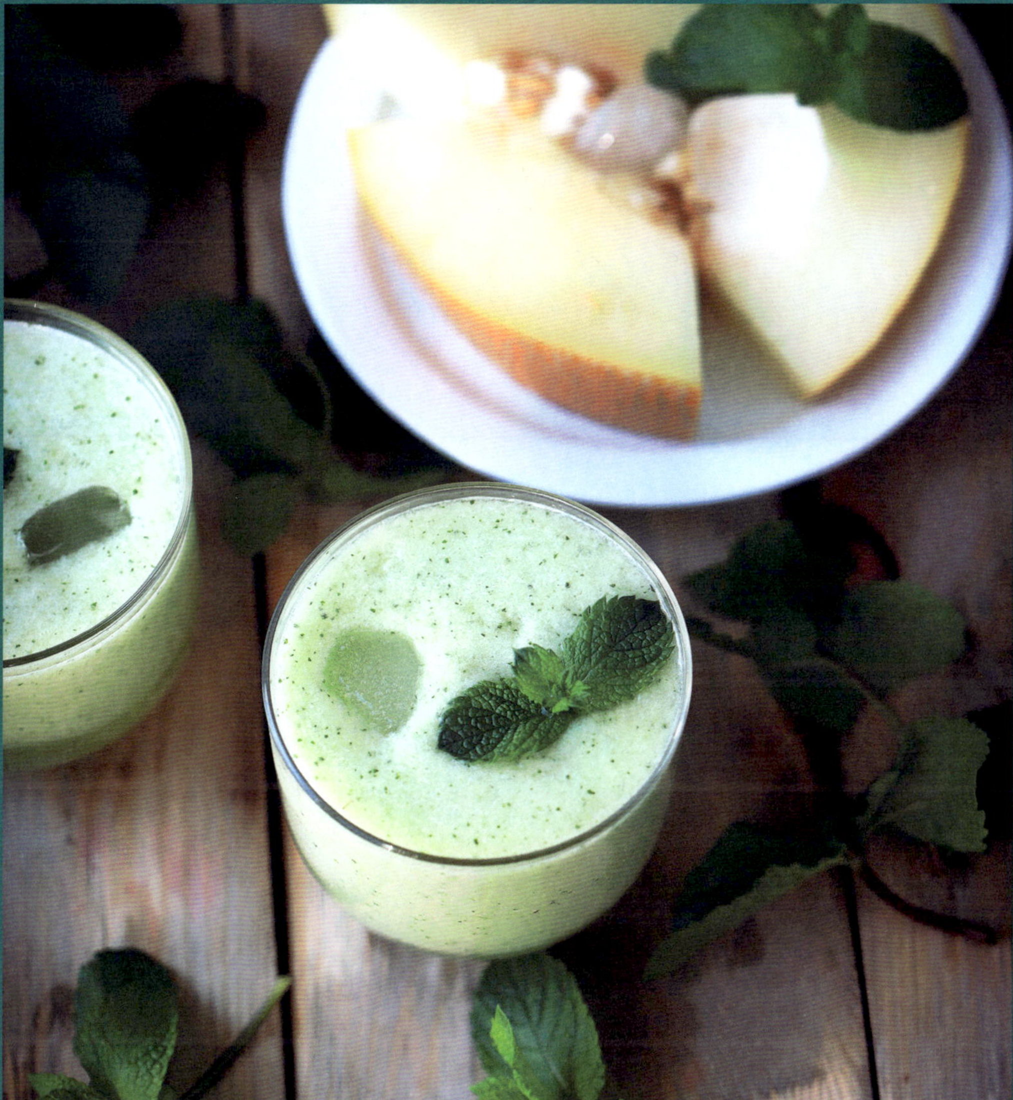

Fleischbrühe

Abklingende Akutphase
Remissionsphase
Zubereitungszeit: 30 Minuten
Kochzeit: 90 Minuten

Für 8 Portionen

Zutaten

1 Bund Suppengrün
1 kg Suppenfleisch mit Knochen vom Rind
10 weiße Pfefferkörner
1 Gewürznelke
2 Lorbeerblätter
1 TL Salz
2 l Wasser

Eine Portion enthält:
25 kcal
2 g Eiweiß
2 g Fett
0 g Kohlenhydrate

Zubereitung

1 Das Suppengrün putzen, schälen, waschen und grob zerkleinern. Das Suppenfleisch kalt abspülen und in einen großen Topf geben. Das zerkleinerte Suppengrün, Lorbeerblätter, Gewürznelke und Pfefferkörner hinzufügen und mit dem Wasser aufgießen, bis alle Zutaten bedeckt sind.

2 Alles zum Kochen bringen, kurz aufkochen und bei reduzierter Temperatur zugedeckt 90–100 Minuten leise köcheln lassen. Den dabei entstehenden Schaum immer wieder mit einer Schaumkelle abschöpfen, damit die Brühe nicht trüb wird.

3 Zum Schluss das Fleisch aus der Brühe nehmen. Die Fleischbrühe durch ein Sieb in einen anderen Topf gießen, mit Salz abschmecken und nach Belieben weiterverarbeiten.

Tipp

Anstelle von Rindfleisch kannst du die Suppe auch mit einem Huhn kochen. Lass die Brühe erkalten und entferne dann das Fett, das sich oben auf der Suppe gebildet hat.

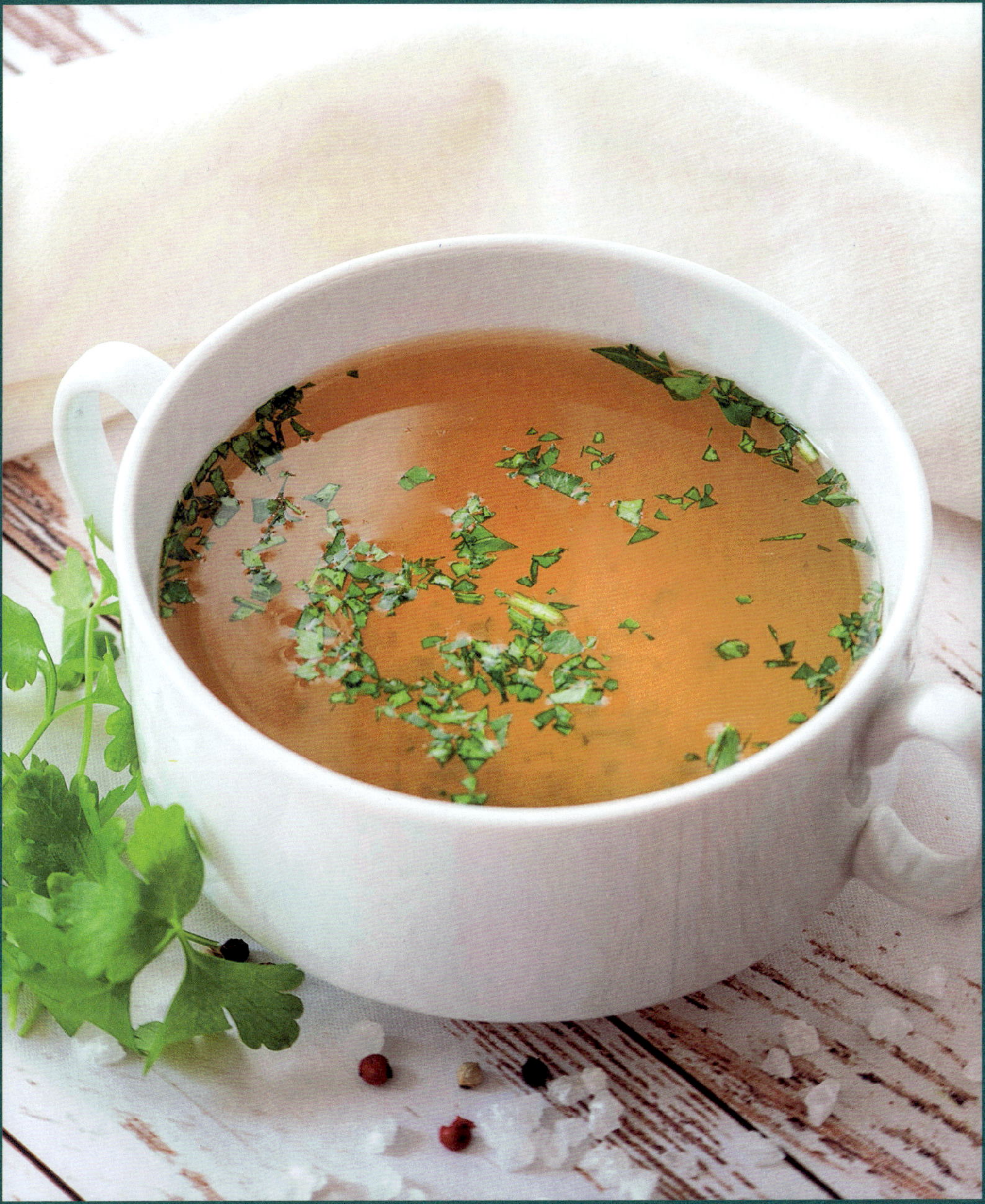

Beerenkaltschale mit Vanillejoghurt

Für 4 Portionen

Abklingende Akutphase
Remissionsphase
Zubereitungszeit: 20 Minuten
Kühlzeit: 60 Minuten

Zutaten

500 g Beerenmischung (TK oder frisch)
½ EL Stärke
2 EL brauner Zucker
400 g Vanillejoghurt (3,5 % Fett)

Eine Portion enthält:
170 kcal
5 g Eiweiß
4 g Fett
27 g Kohlenhydrate

Zubereitung

1 Die Beeren auftauen lassen oder frische Beeren waschen und putzen. Die Beeren mit dem Zucker und 75 ml Wasser in einem Topf aufkochen und 5 Minuten köcheln lassen.

2 Die Stärke mit 75 ml Wasser anrühren. In die Beerenmischung einrühren, noch einmal aufkochen lassen und auf vier Gläschen verteilen. Abkühlen lassen und mindestens eine Stunde in den Kühlschrank stellen.

3 Zum Servieren den Vanillejoghurt darauf verteilen.

Tipp

Du kannst dir auch Vanillepudding aus 500 ml Milch (1,5 % Fett) und etwa 40 g Puddingpulver zubereiten und die Zuckermenge dann selbst bestimmen.

Eierstich für klare Brühe

Für 4 Portionen

Abklingende Akutphase
Remissionsphase
Zubereitungszeit: 45 Minuten

Zutaten

3 Eier
150 ml Milch (3,5 % Fett)
Salz und Pfeffer
1 Prise frisch geriebene Muskatnuss

Außerdem

Gefrierbeutel

Eine Portion enthält:
110 kcal
8 g Eiweiß
7 g Fett
3 g Kohlenhydrate

Zubereitung

1 Eier, Milch, Salz, Pfeffer und Muskat mit einem Schneebesen verquirlen. Die Eiermilch in einen Gefrierbeutel füllen und mit einem Knoten fest verschließen. Den Gefrierbeutel in einen Topf mit Wasser geben, aufkochen und 2 Minuten köcheln lassen.

2 Die Eiermilch bei mittlerer Hitze 25–30 Minuten stocken lassen und den Gefrierbeutel gelegentlich wenden.

3 Den Eierstich aus dem Gefrierbeutel nehmen und mit einem Messer in Würfel schneiden.

Tipp

Wenn du keine Zeit oder Geduld hast, Eierstich für Brühe herzustellen, kannst du auch Eier verschlagen und direkt in die kochende Brühe geben. Dann entstehen zerrissene Fäden aus Ei.

Kräuterflädchen für klare Brühe

Für 4 Portionen

Abklingende Akutphase
Remissionsphase
Zubereitungszeit: 20 Minuten
Quellzeit: 30 Minuten

Zutaten

½ Bund gemischte Kräuter, z. B. Kerbel, Schnittlauch, Petersilie
80 g Dinkelmehl Type 630
2 Eier
125 ml Milch
½ TL Salz
3 TL Butter

Eine Portion enthält:
185 kcal
8 g Eiweiß
9 g Fett
18 g Kohlenhydrate

Zubereitung

1 Die Kräuter waschen, trocken tupfen und fein hacken.

2 Das Mehl in eine Schüssel geben, Eier, Milch und Salz dazugeben und zu einem glatten Teig rühren. Etwa 30 Minuten quellen lassen, dann die Kräuter unterrühren.

3 Je 1 TL Butter in einer beschichteten Pfanne zerlassen und darin nacheinander drei Pfannkuchen backen. Abkühlen lassen, aufrollen und in ½ cm dünne Streifen schneiden.

Tipp

Es ist nicht notwendig, extra für Brühe Flädchen herzustellen. Wenn du deinen Pfannkuchenteig nicht süßt, kannst du auch Reste in Streifen schneiden, einfrieren und bei Bedarf in der heißen Suppe erwärmen.

Karotten-Kürbis-Suppe

Für 4 Portionen

Abklingende Akutphase
Remissionsphase
Zubereitungszeit: 30 Minuten

Zutaten

500 g Butternut-Kürbis
250 g Karotten
1 kleine Zwiebel
2 cm frischer Ingwer
2 EL Rapsöl
750 ml Gemüsebrühe
Salz und Pfeffer
100 ml Kokosmilch

Eine Portion enthält:
190 kcal
4 g Eiweiß
12 g Fett
22 g Kohlenhydrate

Zubereitung

1 Den Kürbis waschen, schälen und in mundgerechte Stücke schneiden. Die Karotten waschen, schälen und in Scheiben schneiden. Die Zwiebel abziehen und fein hacken, den Ingwer schälen und ebenfalls fein hacken.

2 Das Öl in einem Topf erhitzen. Alles darin anschwitzen, die Brühe angießen und 20 Minuten köcheln lassen.

3 Zum Schluss mit einem Pürierstab pürieren und mit Kokosmilch, Salz und Pfeffer abschmecken.

Tipp

Die Suppe lässt sich mit jedem Kürbis zubereiten. Im Sommer kannst du auch Zucchini anstelle von Kürbis verwenden.

Tomaten-Karotten-Suppe

Für 2 Portionen

Abklingende Akutphase
Remissionsphase
Zubereitungszeit: 30 Minuten

Zutaten

1 kleine Zwiebel
2 mittelgroße Karotten
1 EL Rapsöl
1 Dose Tomaten (400 g)
150 ml Gemüsebrühe
½ TL getrockneter Thymian
2 Zweige frisches Basilikum
Salz
Pfeffer
6 EL Sojacreme

Eine Portion enthält:
180 kcal
4 g Eiweiß
12 g Fett
12 g Kohlenhydrate

Zubereitung

1 Die Zwiebel abziehen und fein hacken. Die Karotten waschen, putzen und fein würfeln.

2 Das Öl in einem Topf erhitzen, Zwiebel- und Karottenwürfel darin andünsten. Die Tomaten zusammen mit der Brühe dazugeben. Mit Thymian würzen, zum Kochen bringen und 15 Minuten köcheln.

3 Das Basilikum waschen, trocken tupfen und die Blättchen abzupfen. Die Suppe mit einem Pürierstab pürieren. Mit Salz und Pfeffer abschmecken und mit Basilikum und Sojacreme garnieren.

Tipp

Im Sommer koche ich diese Suppe gerne mit Tomaten aus meinem Garten. Eine Menge von 600 g Tomaten ergibt eine leckere Suppe.

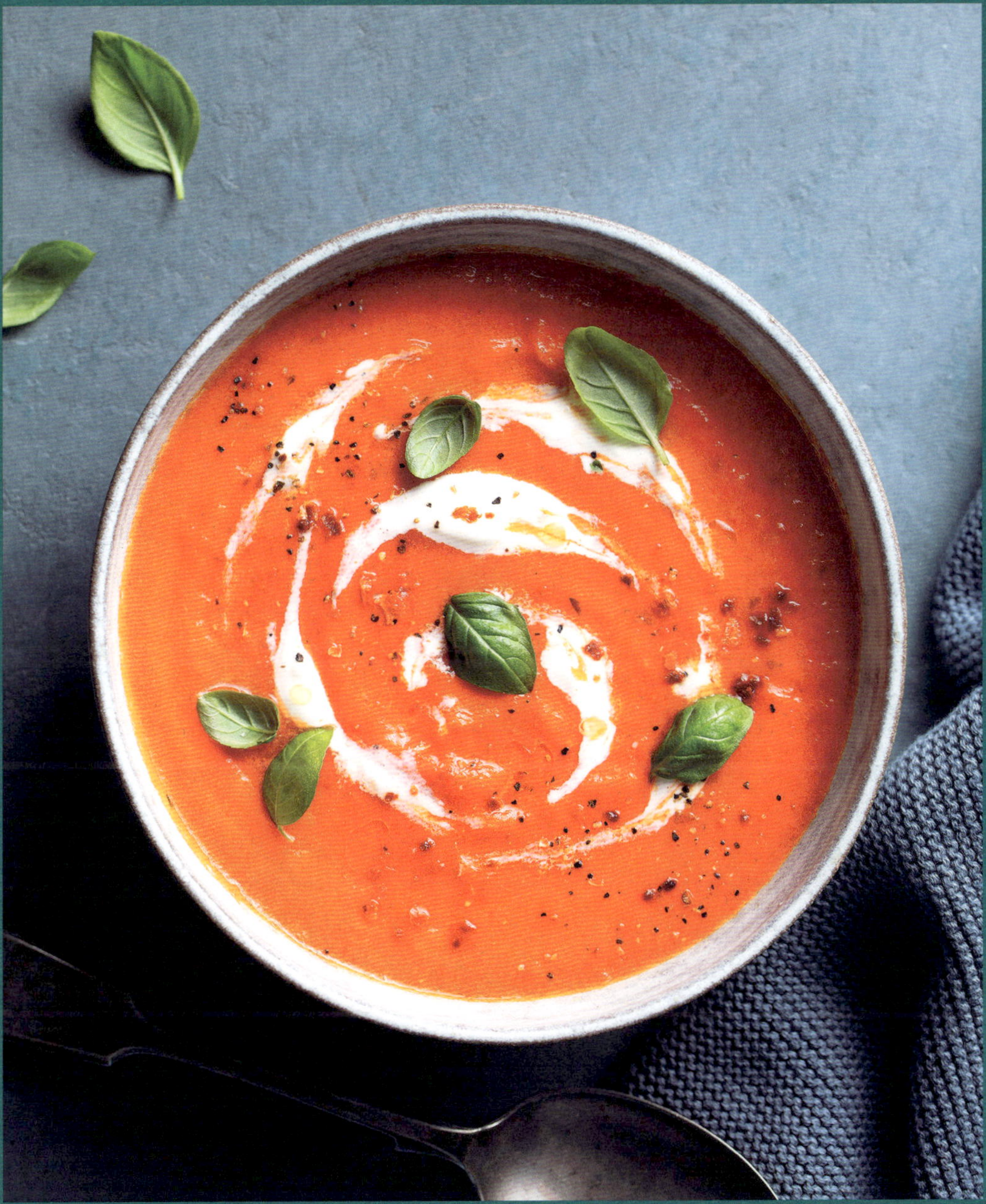

Brokkolicremesuppe

Abklingende Akutphase
Remissionsphase
Zubereitungszeit: 30 Minuten

Zutaten

300 g Brokkoli
1 Kartoffel, mehlig kochend
½ Bund Basilikum
1 EL Rapsöl
400 ml Gemüsebrühe
Salz
Pfeffer
1 Msp. frisch geriebene Muskatnuss
3 EL Crème légère

Eine Portion enthält:
200 kcal
12 g Eiweiß
6 g Fett
13 g Kohlenhydrate

Für 2 Portionen

Zubereitung

1 Brokkoli waschen, putzen und in Röschen schneiden, den Strunk würfeln. Die Kartoffel schälen und würfeln. Basilikum waschen und die Blätter grob abzupfen, zwei schöne Blätter zurückbehalten.

2 Das Öl in einem Topf erhitzen, Brokkoli und Kartoffel dazugeben und mit der Brühe ablöschen. Zum Kochen bringen und in 20 Minuten gar kochen.

3 Das Basilikum zur Suppe geben und alles pürieren. Die Hälfte der Crème légère unter die Suppe rühren und mit Salz, Pfeffer und Muskat abschmecken.

4 Auf zwei Teller verteilen und mit den zurückbehaltenen Basilikumblättern und der Crème légère garnieren.

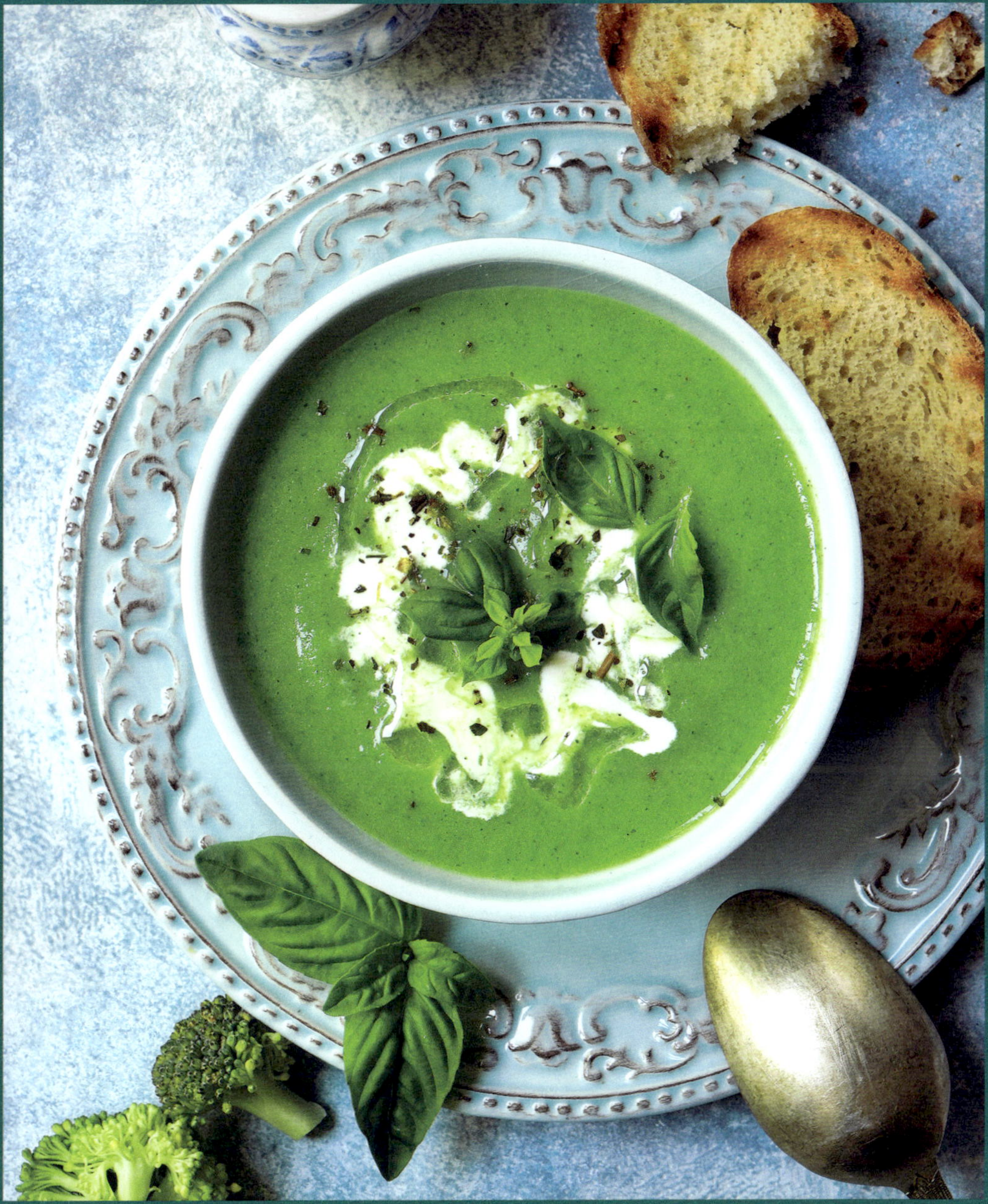

Bärlauch-Pastinaken-Suppe

Für 4 Portionen

Abklingende Akutphase
Remissionsphase
Zubereitungszeit: 25 Minuten

Zutaten

1 Stange Lauch
3 Pastinaken
1 Bund Bärlauch
2 EL Butter
700 ml Gemüsebrühe
200 ml Hafercreme
Salz
weißer Pfeffer
½ Zitrone

Eine Portion enthält:
190 kcal
4 g Eiweiß
17 g Fett
6 g Kohlenhydrate

Zubereitung

1 Den Lauch waschen, putzen und in Ringe schneiden, die Pastinaken schälen und grob würfeln. Den Bärlauch waschen, trocken schütteln und grob hacken.

2 Den Lauch in der Butter andünsten, die Pastinaken hinzugeben und kurz weiterdünsten. Mit der Brühe ablöschen und 20 Minuten köcheln.

3 Bärlauch und Hafercreme hinzufügen und alles mit dem Pürierstab pürieren. Die halbe Zitrone auspressen. Die Suppe mit Salz, Pfeffer und 2 EL Zitronensaft abschmecken.

Lauwarmer Brokkoli-Blumenkohl-Salat

Für 4 Portionen

Abklingende Akutphase
Remissionsphase
Zubereitungszeit: 30 Minuten

Zubereitung

1 Blumenkohl und Brokkoli waschen, putzen und in Röschen schneiden, auch den Strunk verwenden. Im leicht gesalzenen Wasser 10 Minuten bissfest garen und auf einem Sieb abtropfen lassen.

2 Aus Senf, Honig, Essig und saurer Sahne eine Marinade herstellen, mit Salz und Pfeffer abschmecken. Die Marinade unter das lauwarme Gemüse mischen und sofort servieren.

Zutaten

400 g Blumenkohl
600 g Brokkoli
2 TL Senf
1 TL Honig
2 EL Apfelessig
200 g saure Sahne
Salz und Pfeffer

Eine Portion enthält:
165 kcal
10 g Eiweiß
10 g Fett
9 g Kohlenhydrate

Tipp

Ein Topping aus gerösteten Sonnenblumenkernen, Kürbiskernen oder auch Sesam machen den Salat noch knackiger.

Wirsing-Orangen-Salat

Für 4 Portionen

Abklingende Akutphase
Remissionsphase
Zubereitungszeit: 30 Minuten

Zutaten

1 kleiner Kopf Wirsing (500 g)
4 Orangen
4 EL Rosinen
3 EL gehackte Walnüsse
1 EL Honig
2 EL Weißweinessig
4 EL Rapsöl
Salz und Pfeffer

Eine Portion enthält:
240 kcal
6 g Eiweiß
14 g Fett
21 g Kohlenhydrate

Zubereitung

1 Vom Wirsing die großen dunklen Blätter ablösen, den Strunk herausschneiden. Den Wirsing im Ganzen 6 Minuten in kochendem, leicht gesalzenem Wasser blanchieren, kalt abschrecken und auf einem Sieb gut abtropfen lassen. Die Blätter nach und nach ablösen, dicke Blattrippen dabei herausschneiden und alles in feine Streifen schneiden.

2 Die Orangen sorgfältig schälen, dabei die weiße Haut vollständig entfernen. Die Orangenfilets aus den Zwischenhäuten herauslösen und dabei den Saft auffangen. Die Rosinen fein hacken, die Walnüsse in einer Pfanne ohne Öl rösten. Aus Honig, Essig, Öl, Salz und Pfeffer eine Marinade herstellen.

3 Wirsing und Orangenfilets mit der Marinade vermengen und vor dem Servieren mit Rosinen und Walnüssen bestreuen.

Feldsalat mit Roter Bete

Für 4 Portionen

Abklingende Akutphase
Remissionsphase
Zubereitungszeit: 20 Minuten

Zutaten

200 g Feldsalat
2 vorgegarte Rote Bete
150 g Naturjoghurt (1,5 % Fett)
4 EL Rapsöl
2 EL Walnussöl
1 TL Honig
Salz und Pfeffer

Eine Portion enthält:
190 kcal
3 g Eiweiß
16 g Fett
9 g Kohlenhydrate

Zubereitung

1 Den Feldsalat waschen, putzen und trocken schleudern. Die Rote Bete in 1 cm große Würfel schneiden.

2 Aus Joghurt, den Ölen und Honig eine Marinade herstellen, mit Salz und Pfeffer würzen. Alle Zutaten in eine Salatschüssel geben und gut mischen.

Tipp

Ich koche mir am Wochenende gerne frische Rote Bete für die Woche vor und schäle sie danach. Sie halten sich mehrere Tage in einer Box im Kühlschrank.

Rote-Bete-Karotten-Salat

Für 4 Portionen

Abklingende Akutphase
Remissionsphase
Zubereitungszeit: 20 Minuten

Zutaten

2 Rote Bete
4 Karotten
2 Äpfel
4 EL weißer Balsamicoessig
4 EL Rapsöl
2 TL Senf
einige Zweige frische glatte Petersilie
Salz und Pfeffer

Eine Portion enthält:
160 kcal
2 g Eiweiß
11 g Fett
6 g Kohlenhydrate

Zubereitung

1 Rote Bete und Karotten waschen und schälen, die Äpfel waschen. Alles auf der Küchenreibe reiben. Die Petersilie waschen, trocken schütteln und klein hacken.

2 Aus Essig, Öl, Senf und Petersilie eine Marinade herstellen, kräftig mit Salz und Pfeffer abschmecken. Das Gemüse 15–30 Minuten darin durchziehen lassen und servieren.

Tipp

Wenn du keine Rote Bete magst, kannst du stattdessen eine Knolle Kohlrabi oder einfach mehr Karotten verarbeiten.

Wenn du auf dem Wochenmarkt oder im Bioladen im Winter Steckrüben findest, kannst du diese anstelle von Roter Bete verwenden. Sie schmecken wie süße Kohlrabi.

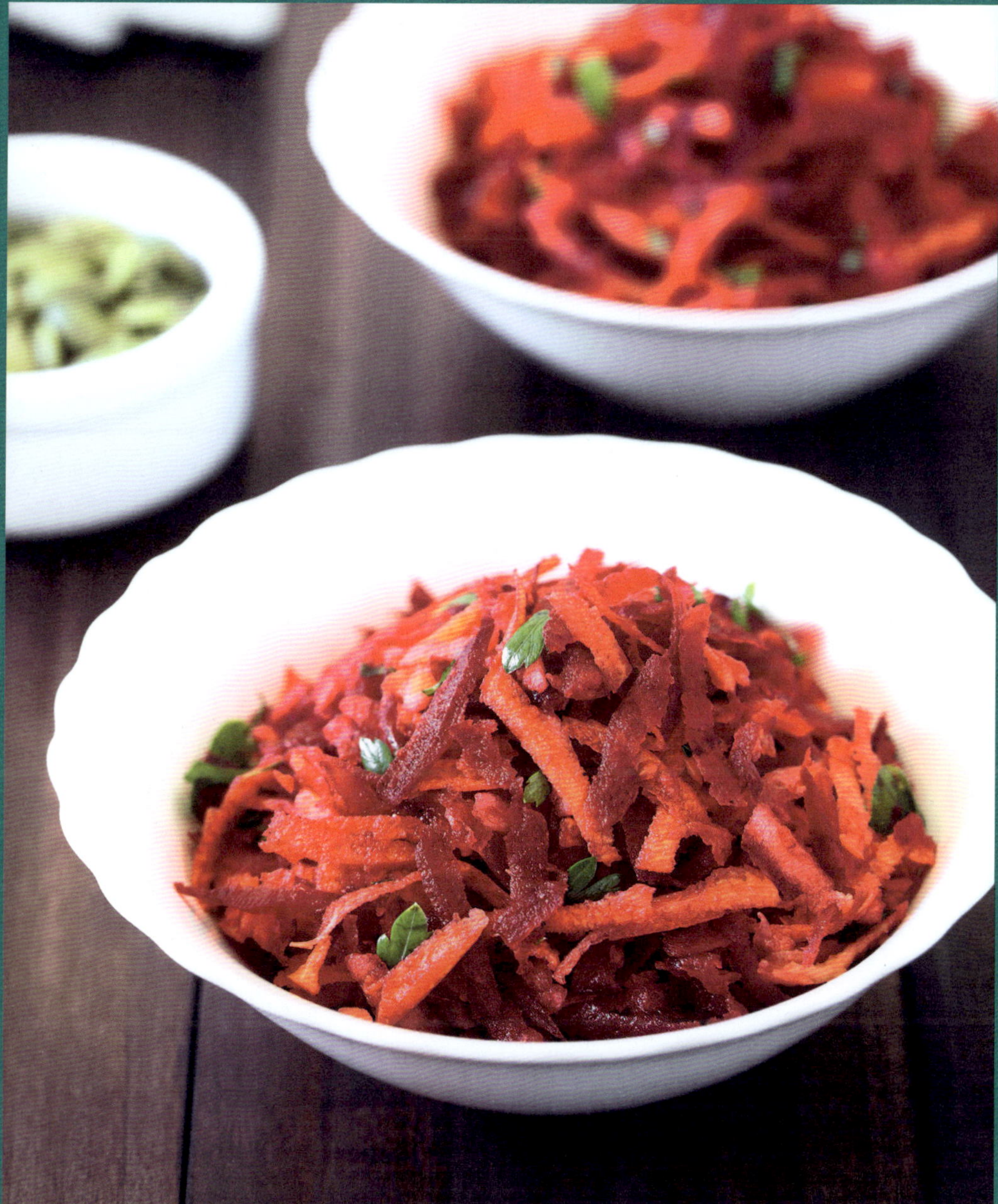

Blattsalat „italienische Art"

Für 4 Portionen

Abklingende Akutphase
Remissionsphase
Zubereitungszeit: 15 Minuten

Zutaten

100 g Rucola
40 g junger Löwenzahnsalat
¼ Salatgurke
60 g getrocknete Tomaten, in Öl eingelegt
3 EL Olivenöl
100 g Naturjoghurt (3,5 % Fett)
4 EL Balsamicoessig
Salz
Pfeffer
1 Msp. brauner Zucker

Eine Portion enthält:
220 kcal
6 g Eiweiß
19 g Fett
7 g Kohlenhydrate

Zubereitung

1 Rucola und Löwenzahnsalat waschen, putzen, in mundgerechte Stücke zerpflücken und trocken schleudern.

2 Die Gurke waschen, schälen, halbieren und entkernen. Die Gurkenhälften in dünne Scheiben schneiden. Die Tomaten auf einem Küchenkrepp abtropfen lassen und fein würfeln.

3 Aus dem Öl, Joghurt, Balsamico, Salz, Pfeffer und Zucker eine Marinade zubereiten. Alle Zutaten mit der Marinade vermengen und sofort servieren.

Tipp

Jungen Löwenzahn bekommst du nur im Frühjahr. Außerhalb dieser Jahreszeit bereite ich den Salat gerne mit Radicchio zu.

Bunter Kürbissalat

Für 4 Portionen

Abklingende Akutphase
Remissionsphase
Zubereitungszeit: 40 Minuten

Zutaten

500 g Butternut-Kürbis
4 Stangen Staudensellerie
1 rote Zwiebel
4 Handvoll Rucola
3 EL Balsamicoessig
4 EL Walnussöl
Salz
weißer Pfeffer
1 Prise gemahlener Koriander
1 Msp. brauner Zucker

Eine Portion enthält:
125 kcal
2 g Eiweiß
10 g Fett
6 g Kohlenhydrate

Zubereitung

1 Den Kürbis waschen und schälen, das Kürbisfleisch in kleine Würfel schneiden und 10 Minuten in etwas Wasser garen.

2 Den Sellerie waschen, putzen, die harten Außenfäden abziehen und in feine Scheiben schneiden. Die Zwiebel abziehen und fein hacken. Den Rucola putzen, waschen und trocken schütteln.

3 Den Kürbis abgießen und zusammen mit Sellerie, Zwiebel und Rucola auf vier Tellern verteilen. Den Balsamicoessig mit dem Walnussöl verrühren und mit Salz, Pfeffer, Koriander und Zucker abschmecken. Das Dressing über den Salat träufeln.

Tipps

Um die Walnussnote zu betonen, kannst du fein gehackte Walnüsse über den Salat geben. Ich ergänze auch gerne Würfel eines sauren Apfels, wie dem Boskop.

Endivien-Apfel-Salat mit Emmentaler

Abklingende Akutphase
Remissionsphase
Zubereitungszeit: 20 Minuten

Zutaten

½ kleiner Kopf krauser Endiviensalat
2 Stangen Staudensellerie
1 rotschaliger Apfel
200 g blaue Trauben
½ Orange
4 EL Rapsöl
2 EL Kürbiskernöl
100 g Naturjoghurt (3,5 % Fett)
Salz
Pfeffer
½ TL brauner Zucker
80 g Emmentaler

Eine Portion enthält:
190 kcal
7 g Eiweiß
14 g Fett
10 g Kohlenhydrate

Für 4 Portionen

Zubereitung

1 Den Endiviensalat putzen, waschen, trocken schleudern und in mundgerechte Stücke zupfen. Den Staudensellerie waschen, putzen und in dünne Stückchen schneiden. Den Apfel waschen, vierteln und entkernen, in kleine Würfel schneiden.

2 Die Orangenhälfte auspressen, 1 EL Saft über die Apfelstücke träufeln, damit sie nicht braun werden. Die Trauben waschen und halbieren.

3 Aus den Ölen, Joghurt und dem restlichen Orangensaft eine Marinade rühren, mit Salz, Pfeffer und Zucker abschmecken. Den Käse fein würfeln. Alle Zutaten vermengen und auf vier Tellern anrichten.

Tipp

Anstelle von Emmentaler kannst du auch in Scheiben geschnittene Ziegenkäserolle verwenden.

Kartoffelsalat mit Feldsalat

Für 4 Portionen

Abklingende Akutphase
Remissionsphase
Zubereitungszeit: 45 Minuten
Ziehzeit: 60 Minuten

Zutaten

800 g Kartoffeln, z. B. Drillinge
4 Eier
1 Bund Radieschen
150 g Feldsalat
150 ml Gemüsebrühe
6 EL Olivenöl
4 EL Weißweinessig
1 EL Senf
Salz und Pfeffer
1 Prise brauner Zucker

Eine Portion enthält:
350 kcal
12 g Eiweiß
22 g Fett
26 g Kohlenhydrate

Zubereitung

1 Die Kartoffeln 20 Minuten kochen, pellen und in Scheiben schneiden. Die Eier 10 Minuten hart kochen, abschrecken, pellen und in Scheiben schneiden. Die Radieschen putzen, waschen und in Stifte schneiden. Den Feldsalat putzen und waschen.

2 Aus Brühe, Öl, Essig und Senf ein Dressing herstellen, mit Salz, Pfeffer und Zucker abschmecken.

3 Die noch warmen Kartoffelscheiben mit dem Dressing mischen und eine Stunde durchziehen lassen. Zum Schluss Radieschenstifte, Eierscheiben und Feldsalat unter den Kartoffelsalat heben.

Tipp

Auch ohne Eier schmeckt dieser Salat gut und ist dann eine super Beilage, zum Beispiel beim Grillen.

Kichererbsensalat

Abklingende Akutphase
Remissionsphase
Zubereitungszeit: 30 Minuten

Zutaten

1 Aubergine
1 Zucchini
4 EL Olivenöl
1–2 TL frische Thymianblättchen
Salz
Pfeffer
4 Frühlingszwiebeln
1 Dose Kichererbsen (450 g Abtropfgewicht)
1 Limette
1 EL Tomatenmark
200 g Naturjoghurt (3,5 % Fett)
½ TL brauner Zucker

Eine Portion enthält:
330 kcal
15 g Eiweiß
14 g Fett
33 g Kohlenhydrate

Für 4 Portionen

Zubereitung

1 Aubergine und Zucchini waschen, putzen und in mundgerechte Stücke schneiden. Das Öl in einer Pfanne erhitzen und das Gemüse 5 Minuten dünsten. Mit Thymian, Salz und Pfeffer würzen.

2 Die Frühlingszwiebeln waschen, putzen und in hauchdünne Ringe schneiden. Die Kichererbsen in ein Sieb abgießen, abspülen und abtropfen lassen. Alles in eine große Salatschüssel geben.

3 Die Limette auspressen und den Saft mit dem Tomatenmark und Naturjoghurt verschlagen. Mit Zucker und Salz abschmecken. Die Marinade über den Salat geben und vermengen.

Tipp

Gerne wird dieser Salat um fein gewürfelte Paprikaschoten erweitert, die mit der Aubergine und Zucchini angedünstet werden.

Hähnchenspieße mit Kokosdip

Für 4 Portionen

Abklingende Akutphase
Remissionsphase
Zubereitungszeit: 40 Minuten

Zubereitung

1 Hähnchenbrustfilet waschen, trocken tupfen und in dünne Streifen schneiden. Die Zitrone auspressen. Aus Sojasoße, 1 EL Zitronensaft und Tomatenmark eine Paste rühren und das Fleisch darin wenden. Die Streifen auf Holzspieße stecken.

2 In einer Pfanne das Öl erhitzen und darin die Spieße von beiden Seiten 5 Minuten braten.

3 Für den Dip die Kokosmilch aufkochen, 3 EL Zitronensaft und das Tahin einrühren. Etwas einköcheln lassen und mit Curry, Kreuzkümmel, Salz und Honig abschmecken.

Zutaten

400 g Hähnchenbrustfilet
1 Zitrone
3 EL Sojasoße
2 EL Tomatenmark
1 TL Rapsöl
100 ml Kokosmilch
2 EL Tahin (Sesampaste)
1 TL Currypulver
½ TL gemahlener Kreuzkümmel
Salz
2 TL Honig

Eine Portion enthält:
160 kcal
24 g Eiweiß
4 g Fett
5 g Kohlenhydrate

Tipp

Damit es ein vollständiges Gericht wird, mach dir Reis und einen einfachen grünen Blattsalat dazu. Natürlich kannst du die Spieße auch im Airfryer zubereiten.

Brokkoli-Parmesan-Soufflé

Für 4 Portionen

Abklingende Akutphase
Remissionsphase
Zubereitungszeit: 50 Minuten
Backzeit: 30 Minuten

Zutaten

350 g Brokkoli
1 Bund Schnittlauch, fein geschnitten
6 Eier
70 g Butter
100 g Dinkelmehl Type 630
400 ml Milch (3,5 % Fett)
Salz und Pfeffer
1 Prise frisch geriebene Muskatnuss
75 g geriebener Parmesan
Butter für die Form

Außerdem

Souffléförmchen

Eine Portion enthält:
520 kcal
27 g Eiweiß
34 g Fett
26 g Kohlenhydrate

Zubereitung

1 Brokkoli waschen, putzen, in Röschen teilen und in Salzwasser 3 Minuten blanchieren. Den Schnittlauch waschen, trocken schütteln und in feine Röllchen schneiden. Die Eier trennen.

2 60 g Butter in einem Topf schmelzen, das Mehl einrühren und bei mittlerer Hitze eine Minute anschwitzen. Unter ständigem Rühren die Milch einfließen lassen, bis eine Soße entsteht. Mit Salz, Pfeffer und Muskat würzen.

3 Die Soße vom Herd nehmen und nacheinander die Eigelbe einrühren. Parmesan und Schnittlauch unterheben. Brokkoli unter die Masse mischen.

4 Das Eiweiß mit einer Prise Salz steif schlagen. Den Eischnee portionsweise vorsichtig unter die Soufflémasse heben, sodass die Luftigkeit erhalten bleibt.

5 Förmchen mit dem Rest der Butter einfetten und die Masse einfüllen. Die gefüllten Förmchen in eine ofenfeste Form stellen und heißes Wasser in diese gießen. Im vorgeheizten Backofen bei 180 °C 30 Minuten backen, bis das Soufflé aufgegangen und goldbraun ist.

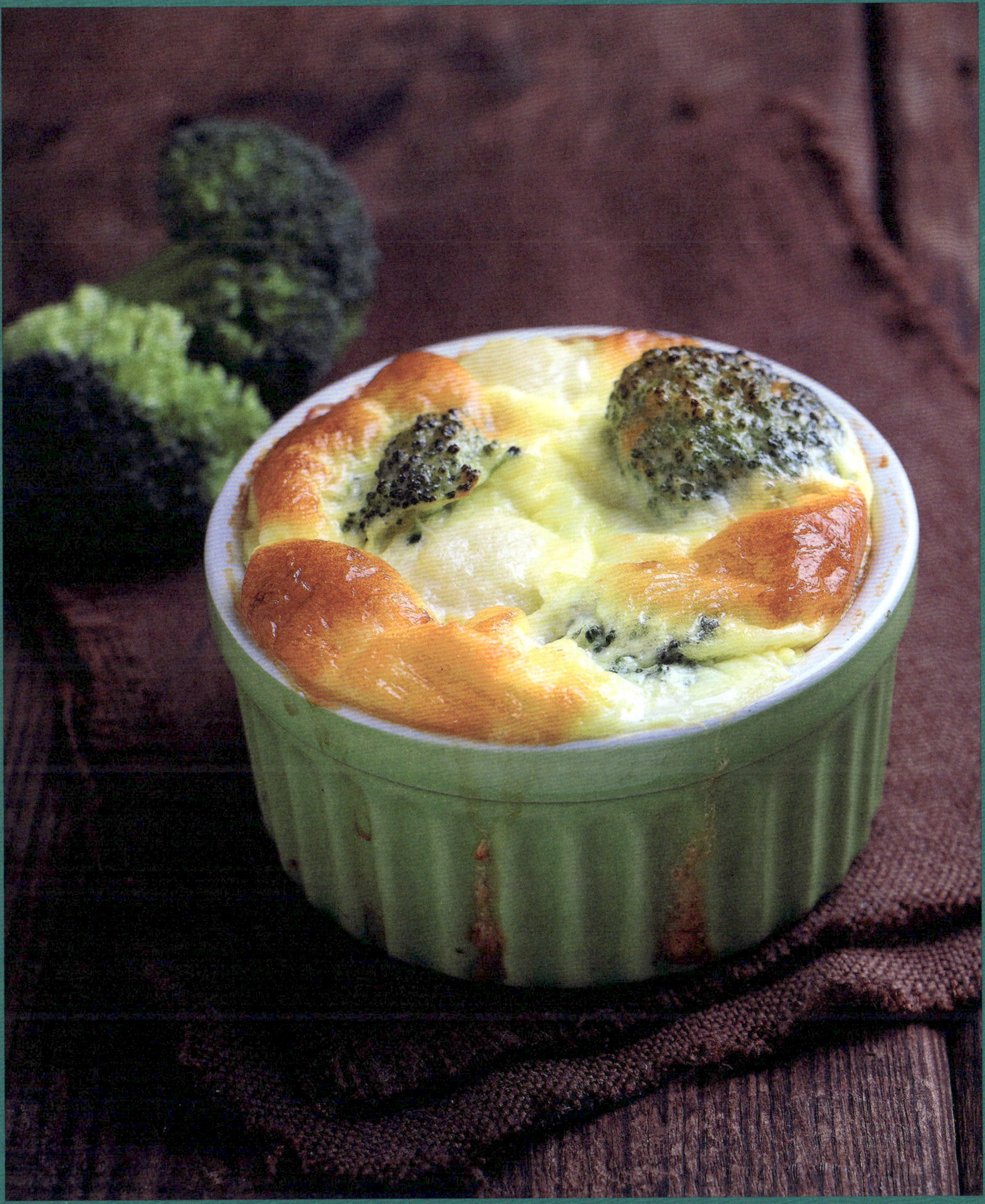

Gefüllte Tomaten

Für 4 Portionen

Abklingende Akutphase
Remissionsphase
Zubereitungszeit: 40 Minuten
Backzeit: 20 Minuten

Zutaten

150 g Natur-Langkornreis
8 große Tomaten
1 Schalotte
3 TL Olivenöl
4 EL frische gehackte Küchenkräuter, z. B. Basilikum oder Petersilie
1 Zucchini
1 EL Tomatenmark
Salz und Pfeffer

Eine Portion enthält:
225 kcal
6 g Eiweiß
5 g Fett
38 g Kohlenhydrate

Zubereitung

1 Den Reis nach Packungsanweisung garen. Die Tomaten waschen, einen Deckel abschneiden und die Tomaten aushöhlen. Die Schalotte abziehen, fein hacken und in einer Pfanne mit 1 TL Öl glasig andünsten. Küchenkräuter untermischen und abkühlen lassen.

2 Den Backofen auf 200 °C vorheizen. Zucchini waschen, putzen und in Würfel schneiden. Mit Reis, Schalotten und Tomatenmark vermischen, salzen und pfeffern.

3 Eine Auflaufform mit 1 TL Öl einfetten. Die Tomaten in die Form setzen, mit der Reismischung füllen, den Deckel aufsetzen und mit dem restlichen Öl beträufeln. Im Ofen 20 Minuten backen.

Tipp

Mit einem Airfryer lassen sich die Tomaten noch schneller zubereiten.

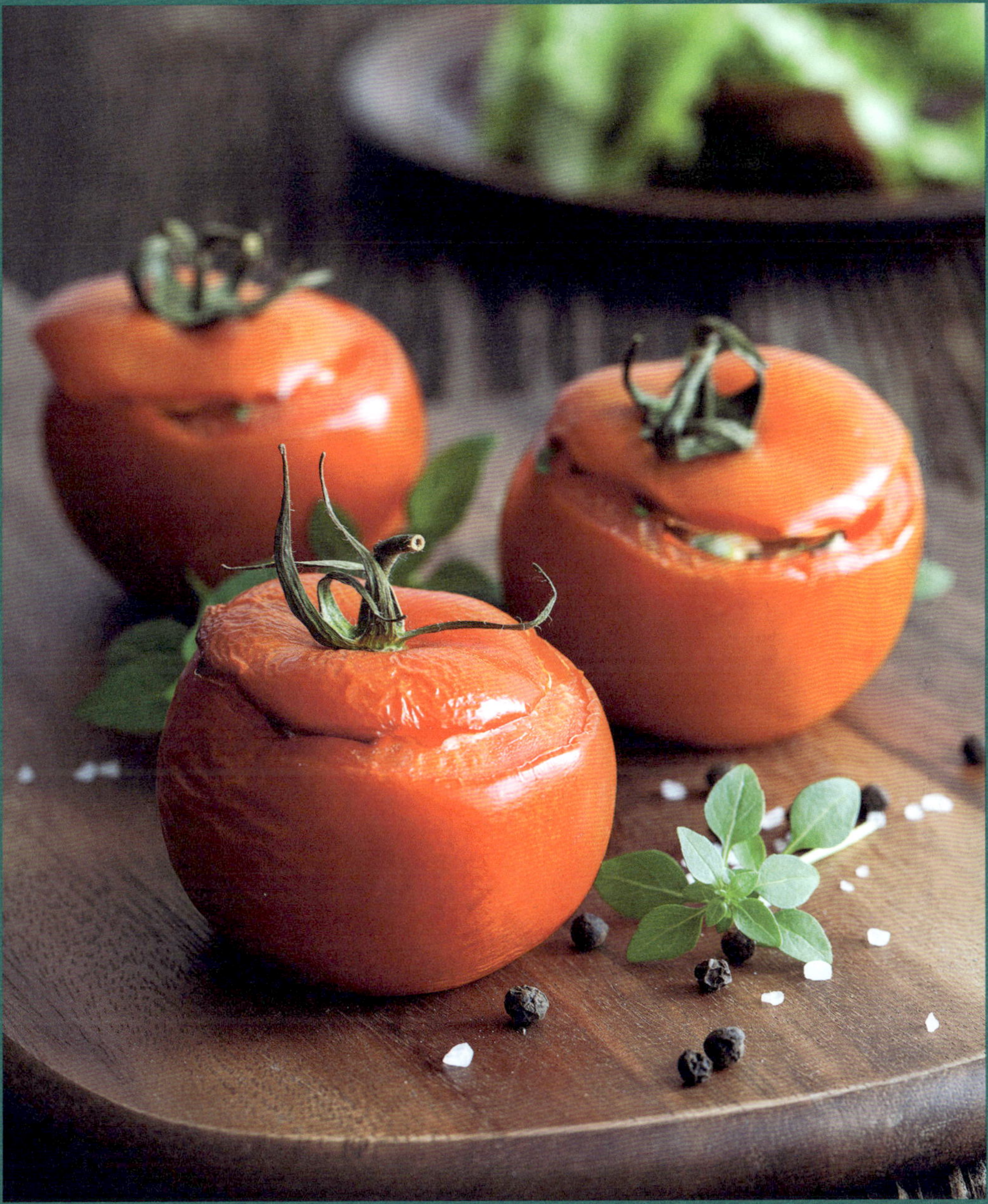

Spaghetti-Muffins

Für 10 Stück

Abklingende Akutphase
Remissionsphase
Zubereitungszeit: 30 Minuten
Backzeit: 20 Minuten

Zutaten

200 g Spaghetti
½ Brokkoli
1 rote Spitzpaprika
100 g Mais (aus Glas oder Dose)
2 EL Olivenöl
Salz und Pfeffer
1 TL Paprikapulver, edelsüß
100 ml passierte Tomaten
150 g geriebener Gouda
2 TL Butter
4 EL geriebener Parmesan
frische Petersilie

Außerdem

12er-Muffinblech

Ein Stück enthält:
190 kcal
8 g Eiweiß
7 g Fett
22 g Kohlenhydrate

Zubereitung

1 Die Spaghetti nach Packungsanweisung bissfest kochen und abgießen. Den Brokkoli waschen, putzen, in sehr kleine Röschen teilen und 2 Minuten blanchieren. Die Paprika waschen, putzen und sehr klein würfeln. Den Mais in ein Sieb abgießen, abspülen und abtropfen lassen.

2 Das Öl in einer Pfanne erhitzen. Das Gemüse kurz anbraten, mit Salz, Pfeffer und Paprikapulver würzen, Tomaten und Käse dazugeben. Die Spaghetti unter das Gemüse rühren.

3 Den Backofen auf 180 °C vorheizen. Die Mulden des Muffinblechs mit Butter einfetten. Die Pastamischung mithilfe einer Gabel aufdrehen und in die Mulden füllen. 20 Minuten im Ofen backen und vor dem Servieren mit Parmesan und gehackter Petersilie bestreuen.

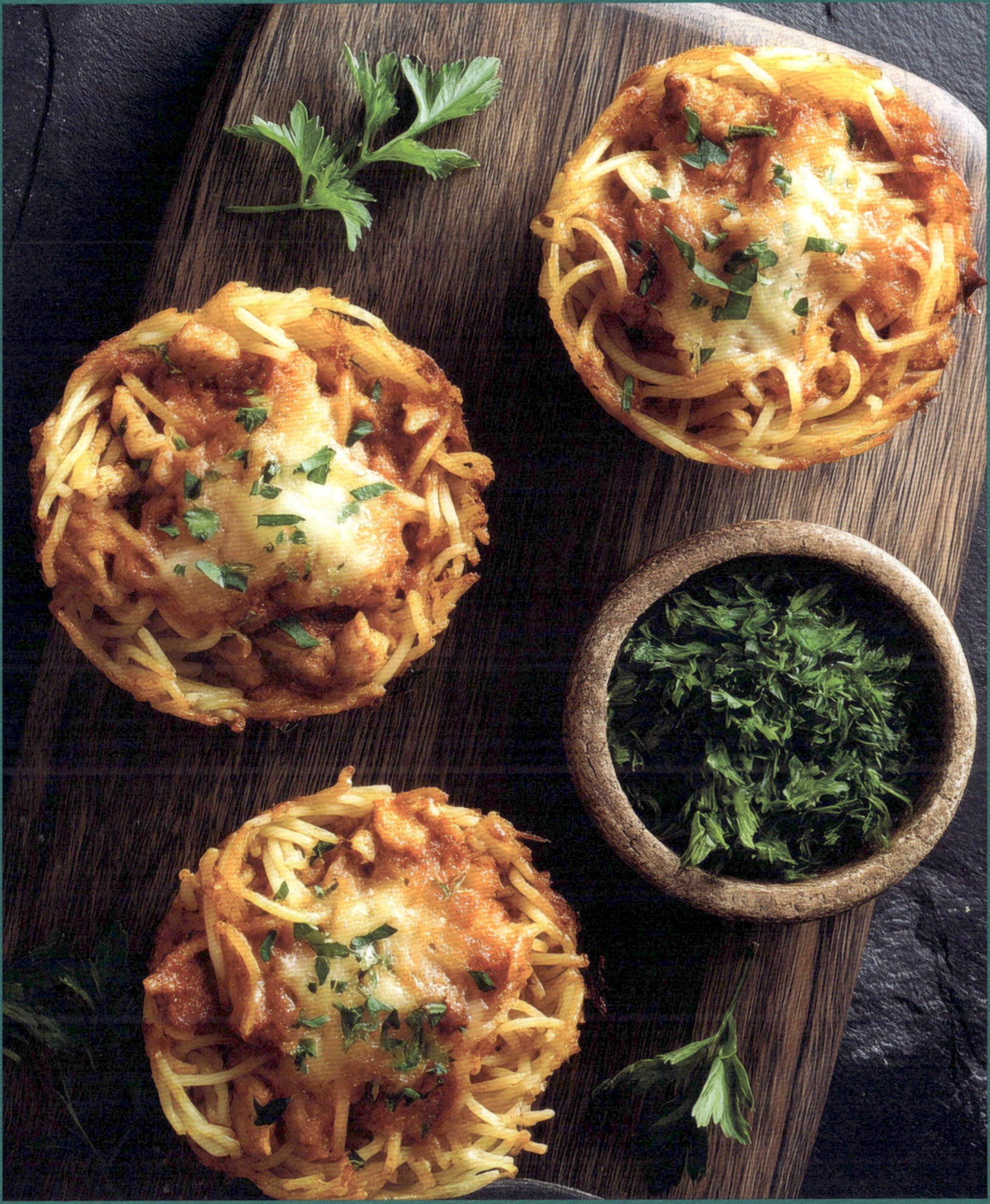

Kartoffel-Karotten-Puffer

Für 4 Portionen

Abklingende Akutphase
Remissionsphase
Zubereitungszeit: 40 Minuten

Zutaten

200 g Karotten
400 g festkochende Kartoffeln
4 EL Dinkelmehl
2 Eier
Salz und Pfeffer
3 EL Olivenöl

Eine Portion enthält:
360 kcal
18 g Eiweiß
18 g Fett
30 g Kohlenhydrate

Zubereitung

1 Karotten und Kartoffeln schälen und grob raspeln. Mit Mehl und Eiern vermischen, mit Salz und Pfeffer würzen. Das Öl in einer Pfanne erhitzen.

2 Die Kartoffel-Karotten-Masse mithilfe eines Esslöffels kleckweise hineingeben und flach drücken. Bei mittlerer Hitze von beiden Seiten portionsweise goldbraun knusprig backen.

3 Fertige Puffer auf Küchenkrepp abtropfen lassen und gegebenenfalls im Ofen warm halten.

Tipp

Du hast viel weniger Fettgeruch in Wohnung und Küche, wenn du die Puffer im Airfryer zubereitest.

Indischer Blumenkohl

Für 4 Beilagen-Portionen

Abklingende Akutphase
Remissionsphase
Zubereitungszeit: 35 Minuten

Zutaten

1 Blumenkohl
3 Tomaten
3 EL Rapsöl
1 EL Currypulver
Salz und Pfeffer
½ TL gemahlener Kreuzkümmel

Eine Portion enthält:
150 kcal
8 g Eiweiß
9 g Fett
10 g Kohlenhydrate

Zubereitung

1 Den Blumenkohl waschen, putzen und in Röschen zerteilen. In leicht gesalzenem Wasser ca. 15 Minuten garen, abgießen und abschrecken. Die Tomaten waschen und grob würfeln.

2 Das Öl in einer beschichteten Pfanne erhitzen und den Blumenkohl zusammen mit Curry unter Wenden anbraten. Die Tomatenwürfel hinzugeben und alles 5 Minuten braten. Mit Curry, Salz, Pfeffer und Kreuzkümmel würzen.

Tipp

Willst du deine Arbeitszeit in der Küche verkürzen, gib im letzten Schritt alles in den Airfryer statt in die Pfanne. So hast du schon Zeit gewonnen und kannst deine Küche sauber machen.

HAUPTGERICHTE FÜR JEDEN TAG

Kürbisrisotto

Für 4 Portionen

Abklingende Akutphase
Remissionsphase
Zubereitungszeit: 50 Minuten

Zutaten

500 g Hokkaido-Kürbis
1 Zwiebel
2 EL Olivenöl
300 g Risottoreis
1 l Gemüsebrühe
2 EL Butter
50 g geriebener Parmesan
Salz und Pfeffer

Eine Portion enthält:
550 kcal
15 g Eiweiß
23 g Fett
70 g Kohlenhydrate

Zubereitung

1 Den Kürbis waschen, putzen, entkernen und in 1 cm große Würfel schneiden. Die Zwiebel abziehen und fein hacken. In einem Topf das Öl erhitzen und die Zwiebel bei schwacher Hitze farblos anschwitzen. Den Reis zugeben und glasig anlaufen lassen. Eine Schöpfkelle Brühe zugeben und unter Rühren verkochen lassen.

2 Sobald die Flüssigkeit vom Reis aufgenommen wurde, den Kürbis und eine weitere Schöpfkelle Brühe zugeben. Die Flüssigkeit erneut reduzieren und den Vorgang wiederholen, bis der Reis gar ist.

3 Das Risotto vom Herd nehmen. Butter und Parmesan unterrühren und schmelzen lassen, zuletzt mit Salz und Pfeffer würzen.

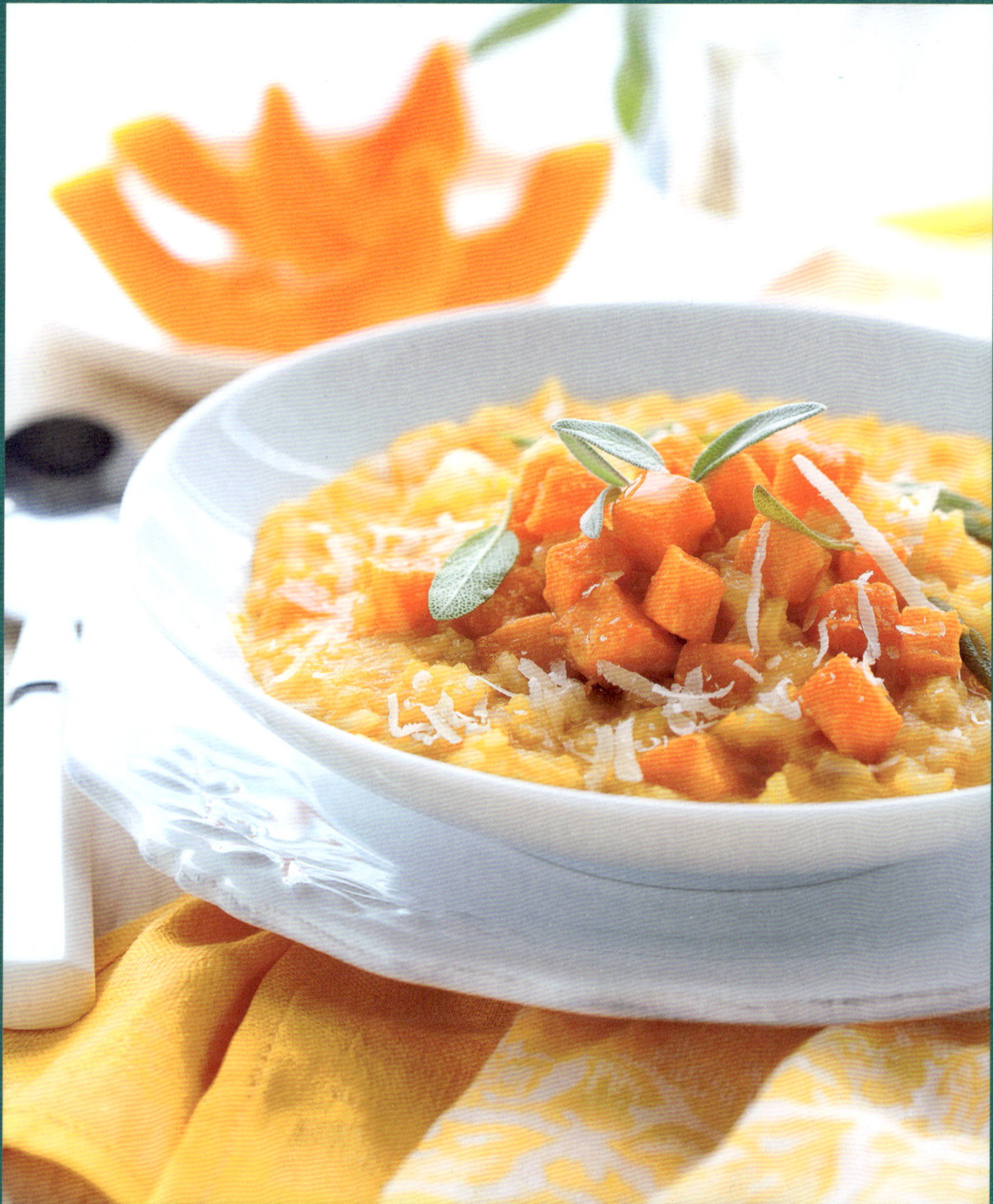

Gemüsegratin à la Provence

Für 4 Portionen

Abklingende Akutphase
Remissionsphase
Zubereitungszeit: 40 Minuten
Backzeit: 35 Minuten

Zutaten

3 EL Olivenöl
½ Zitrone
100 ml Tomatensaft
50 ml Gemüsebrühe
2 TL Kräuter der Provence
Salz und Pfeffer
½ TL brauner Zucker
3 Fleischtomaten
2 Zucchini (gelb und grün)
1 Aubergine
6 EL fein geriebener Parmesan
1 Handvoll Basilikumblätter

Eine Portion enthält:
210 kcal
9 g Eiweiß
15 g Fett
9 g Kohlenhydrate

Zubereitung

1 Den Backofen auf 200 °C vorheizen. 3 EL Öl in einem Topf erhitzen. Die halbe Zitrone auspressen.
2 Tomatensaft und Brühe zugießen, aufkochen und mit Kräutern, Salz, Pfeffer, Zucker und 2 EL Zitronensaft abschmecken. Die Hälfte der Soße in eine ofenfeste Form geben.
3 Tomaten, Zucchini und Aubergine in 3 mm dünne Scheiben schneiden. Die Scheiben mit Salz und Pfeffer würzen, abwechselnd aneinanderreihen und leicht aufgefächert in die Auflaufform setzen. Die restliche Soße darüber verteilen und mit Parmesan bestreuen.
4 Das Gratin 35 Minuten im Ofen backen und vor dem Servieren mit Basilikum bestreuen.

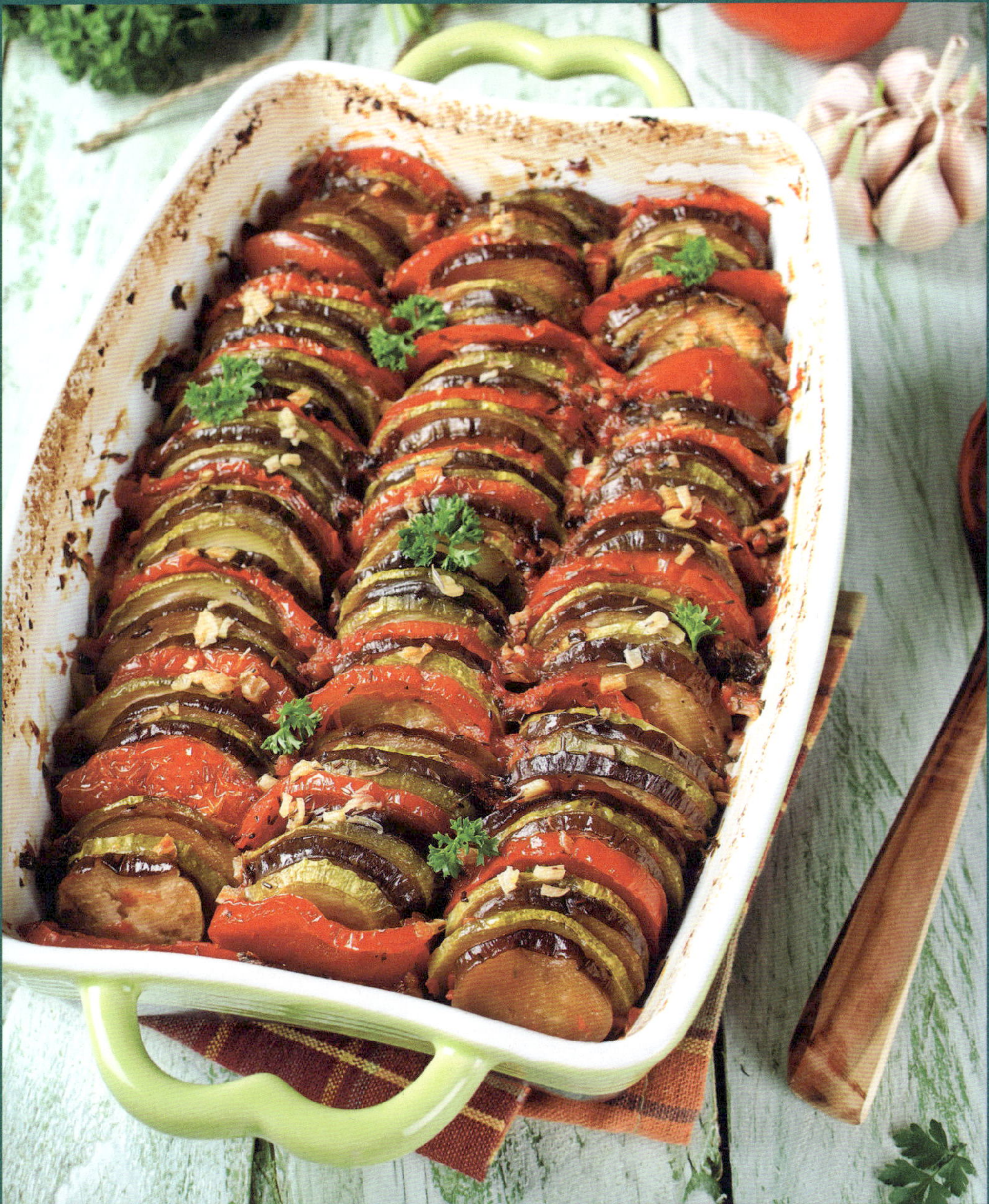

Wirsingauflauf mit Räuchertofu

Für 4 Portionen

Abklingende Akutphase
Remissionsphase
Zubereitungszeit: 60 Minuten
Backzeit: 70 Minuten

Zutaten

1 großer Kopf Wirsing (ca. 1 kg)
2 Dinkelbrötchen
200 g Räuchertofu
2 Bund Schnittlauch
4 EL Rapsöl
150 ml Gemüsebrühe
3 Eier
Salz und Pfeffer
1 Prise frisch geriebene Muskatnuss

Eine Portion enthält:
330 kcal
23 g Eiweiß
16 g Fett
24 g Kohlenhydrate

Zubereitung

1 Den Wirsing waschen, putzen, sechs schöne Außenblätter lösen und die dicken Blattrippen flach schneiden. In Salzwasser 3 Minuten bissfest garen und abtropfen lassen.

2 Den übrigen Wirsing vierteln, den Strunk herausschneiden und die Blätter in 1 cm breite Streifen schneiden. Die Brötchen und den Tofu fein würfeln, den Schnittlauch in Röllchen schneiden.

3 Den Wirsing in 2 EL Öl dünsten. Die Brühe angießen und zugedeckt 10 Minuten schmoren lassen.

4 Eine Auflaufform mit 1 EL Öl einfetten. Die Wirsingblätter so auslegen, dass sie den Auflauf später komplett umschließen.

5 Die Wirsingmasse mit verquirlten Eiern, Brötchen- und Tofuwürfeln vermengen. Mit Salz, Pfeffer und Muskat abschmecken und in die Auflaufform geben. Die Wirsingblätter darüberklappen und mit dem restlichen Rapsöl bestreichen.
50 Minuten auf mittlerer Schiene garen.

Kartoffelbratlinge im Sesammantel

Für 4 Portionen

Abklingende Akutphase
Remissionsphase
Zubereitungszeit: 60 Minuten

Zutaten

800 g Kartoffeln, mehlig kochend
4 Karotten
½ Bund Petersilie
4 EL Kartoffelmehl
120 g Sahne (30 % Fett)
4 Eier
Salz und Pfeffer
1 Prise frisch geriebene Muskatnuss
2 EL Sesamsamen
6 EL Rapsöl

Außerdem

Kartoffelpresse

Eine Portion enthält:
470 kcal
15 g Eiweiß
25 g Fett
45 g Kohlenhydrate

Zubereitung

1 Die Kartoffeln schälen, klein schneiden und 25 Minuten in Salzwasser garen, durch die Kartoffelpresse drücken. Die Karotten waschen, putzen und sehr fein raspeln. Die Petersilie waschen, trocken schütteln und sehr fein hacken.

2 Karotten und Petersilie zur Kartoffelmasse geben. Zwei Drittel der Sahne und die Eier hinzufügen, mit Salz, Pfeffer und Muskat kräftig würzen. Alles gut zu einem Kloß vermengen, dabei nach und nach das Kartoffelmehl untermischen. Acht 6 cm breite und 1–2 cm dicke Bratlinge formen.

3 Die restliche Sahne in einen flachen Teller gießen, die Sesamsamen auf einen anderen Teller geben. Die Bratlinge zuerst in der Sahne, dann in den Sesamsamen wenden.

4 Das Öl löffelweise in einer beschichteten Pfanne erhitzen, die Bratlinge nacheinander von beiden Seiten goldbraun braten.

Tipp

Die Bratlinge eignen sich auch, wenn du noch Salzkartoffeln vom Vortag übrig hast. Im Airfryer sind sie unkompliziert zubereitet.

Haferflockenbratlinge

Abklingende Akutphase
Remissionsphase
Zubereitungszeit: 40 Minuten

Zutaten

160 g großblättrige Haferflocken
450 ml Gemüsebrühe
½ Bund Petersilie
Salz, Pfeffer
1 Zwiebel
3 Stangen Staudensellerie
4 Karotten
4 EL Rapsöl
2 EL Dinkelvollkornmehl
4 EL Vollkornsemmelbrösel

Eine Portion enthält:
570 kcal
15 g Eiweiß
40 g Fett
37 g Kohlenhydrate

Für 4 Portionen

Zubereitung

1 Die Haferflocken in eine Schüssel geben und mit der Gemüsebrühe übergießen. Die Petersilie waschen, trocken schütteln und sehr fein hacken, Salz und Pfeffer zufügen, alles gut vermengen und 15 Minuten quellen lassen.

2 Sellerie putzen und Karotten schälen. Beides fein raspeln und in 1 EL Öl andünsten. Zusammen mit Mehl und Semmelbröseln zu den Haferflocken geben und gut vermengen.

3 Aus der Masse Bratlinge formen und in einer beschichteten Pfanne im restlichen Öl auf jeder Seite 5 Minuten goldbraun und knusprig braten.

Tipp

Im Airfryer kommst du mit der Hälfte an Rapsöl aus.

Spinat-Penne

Für 4 Portionen

Abklingende Akutphase
Remissionsphase
Zubereitungszeit: 30 Minuten

Zutaten

4 Tomaten
400 g Blattspinat
400 g Penne
1 Gemüsezwiebel
1 EL Olivenöl
100 g Schlagsahne
100 g Doppelrahmfrischkäse
Salz und Pfeffer

Nährwerte pro Portion:
580 kcal
19 g Eiweiß
19 g Fett
80 g Kohlenhydrate

Zubereitung

1 Die Tomaten mit heißem Wasser überbrühen, kalt abschrecken und häuten. Vierteln, entkernen und grob würfeln. Den Spinat gründlich waschen, putzen und grob hacken. Die Nudeln nach Packungsanweisung in kochendem Salzwasser bissfest garen.

2 Die Zwiebel abziehen und hacken. Das Öl in einem Topf erhitzen, die Zwiebel darin andünsten. Sahne und Frischkäse einrühren und die Tomaten hinzugeben. Alles mit Salz und Pfeffer würzen.

3 Den Spinat auf die Soße geben, den Deckel schließen und 2 Minuten blanchieren. Gut umrühren und die Spinatsoße auf die Penne verteilen.

Tipp

Anstelle von frischem Spinat kannst du auch 300 g tiefgekühlten Blattspinat verwenden.

Zucchini-Rigatoni

Abklingende Akutphase
Remissionsphase
Zubereitungszeit: 30 Minuten

Für 4 Portionen

Zutaten

2 Karotten
2 Stangen Staudensellerie
2 Zucchini
4 Tomaten
400 g Rigatoni
3 EL Olivenöl
250 g passierte Tomaten
1 TL getrockneter Oregano
Salz und Pfeffer
4 EL frisch geriebener Parmesan

Nährwerte pro Portion:
500 kcal
19 g Eiweiß
9 g Fett
82 g Kohlenhydrate

Zubereitung

1 Karotten, Sellerie und Zucchini waschen, putzen und fein würfeln. Die Tomaten vierteln und ebenfalls würfeln.

2 Die Nudeln in kochendem Salzwasser bissfest garen. Das Öl in einer Pfanne erhitzen, Karotten- und Selleriewürfel darin 3 Minuten dünsten, dann Zucchini und Tomaten mit den passierten Tomaten hinzufügen und alles bei reduzierter Hitze 15 Minuten köcheln lassen. Mit Oregano, Salz und Pfeffer abschmecken.

3 Die Rigatoni mit der Gemüsesoße vermengen und den Parmesan darauf verteilen.

Tipp

Statt Parmesan kannst du zum Schluss auch 200 g gewürfelten Feta dazugeben. Dazu schmecken mir frischer Thymian und Rosmarin anstelle von Oregano besser.

Schweinefilet mit Curry-Aprikosen

Für 4 Portionen

Abklingende Akutphase
Remissionsphase
Zubereitungszeit: 40 Minuten

Zutaten

500 g Schweinefilet
400 g Aprikosen
2 cm frischer Ingwer
200 g Basmatireis
2 EL Rapsöl
Salz und Pfeffer
1 Zitrone
1 TL Currypulver
200 ml Hühnerbrühe
400 ml Kokosmilch
1 Bund Basilikum

Nährwerte pro Portion:
470 kcal
32 g Eiweiß
13 g Fett
56 g Kohlenhydrate

Zubereitung

1 Das Schweinefilet kalt abbrausen, trocken tupfen und in Scheiben schneiden. Die Aprikosen waschen, entsteinen und würfeln. Den Ingwer schälen und sehr fein hacken.

2 Den Reis nach Packungsanweisung garen. Das Öl in einer Pfanne erhitzen, die Schweinefilets von beiden Seiten anbraten. Mit Salz und Pfeffer würzen, dann herausnehmen. Die Zitrone heiß abwaschen und die Schale abreiben.

3 Den Ingwer im Bratfett anbraten. Mit Curry bestäuben und mit der Hühnerbrühe ablöschen. Kokosmilch und Zitronenabrieb hinzufügen und aufkochen lassen. Aprikosen und Schweinefilets dazugeben und alles 10 Minuten köcheln lassen.

4 Das Basilikum waschen, trocken tupfen und grob zerrupfen und zum Servieren über die Filets streuen.

Geschnetzeltes mit feinem Gemüse

Für 2 Portionen

Abklingende Akutphase
Remissionsphase
Zubereitungszeit: 40 Minuten

Zutaten

300 g Zuckerschoten
½ Bund Frühlingszwiebeln
1 EL Butter
einige Zweige frische glatte Petersilie
150 g Champignons
3 Tomaten
300 g Kalbschnitzel
2 EL Rapsöl
150 ml Rinderbrühe
½ TL getrockneter Oregano
Salz
50 g Doppelrahmfrischkäse

Nährwerte pro Portion:
410 kcal
40 g Eiweiß
18 g Fett
22 g Kohlenhydrate

Zubereitung

1 Die Zuckerschoten putzen, die Frühlingszwiebeln putzen und sehr fein schneiden.

2 Butter in einem Topf zerlassen, Frühlingszwiebeln und Zuckerschoten kurz andünsten. Mit Brühe ablöschen und 10 Minuten zugedeckt köcheln lassen. Herausnehmen und beiseitestellen. Die Petersilie waschen, trocken schütteln und fein hacken.

3 Die Champignons putzen und in Scheiben schneiden. Die Tomaten enthäuten, entkernen und in kleine Würfel schneiden. Das Fleisch kalt abbrausen, trocken tupfen und in Streifen schneiden.

4 Das Öl erhitzen, die Pilze darin kurz dünsten. Die Kalbfleischstreifen dazugeben und anbraten. Die Rinderbrühe angießen, die Tomatenwürfel dazugeben und mit Oregano und Salz würzen. Die Zuckerschoten unterheben. Mit Doppelrahmfrischkäse verfeinern und mit Petersilie garnieren.

Champignon-Schweineschnitzel-Spieße

Für 2 Portionen

Abklingende Akutphase
Remissionsphase
Zubereitungszeit: 25 Minuten

Zutaten

2 Schweineschnitzel à 100 g
Salz und Pfeffer
8 kleine Champignons
8 Backpflaumen
4 dünne Scheiben Frühstücksspeck
1 TL Olivenöl
Außerdem
Holzspieße

Nährwerte pro Portion:
320 kcal
20 g Eiweiß
16 g Fett
23 g Kohlenhydrate

Zubereitung

1 Die Schnitzel kalt abbrausen, trocken tupfen und in Streifen schneiden. Mit Salz und Pfeffer würzen. Die Champignons putzen.

2 Abwechselnd Fleisch, Champignons und Pflaumen auf Spieße stecken und dabei den Speck wellenförmig dazwischenstecken.

3 Eine beschichtete Grillpfanne mit Öl dünn einpinseln und die Spieße 8–12 Minuten von allen Seiten braten.

Tipp

Zu diesen Fleischspießen mag ich besonders gerne Bratkartoffeln. Etwas fettbewusster gewählt, schmecken auch kleine Pellkartoffeln im Grillpfannensud gewälzt sehr gut dazu.

Bandnudeln mit Rinderfilet und Mangold

Für 2 Portionen

Abklingende Akutphase
Remissionsphase
Zubereitungszeit: 30 Minuten

Zutaten

300 g Rinderfilet
2 EL Olivenöl
2 EL Sojasoße
1 EL Stärke
200 g Bandnudeln
400 g Mangold
2 cm frischer Ingwer
2 Knoblauchzehen
½ Zitrone
200 ml Hühnerbrühe
Salz und Pfeffer

Nährwerte pro Portion:
760 kcal
53 g Eiweiß
25 g Fett
80 g Kohlenhydrate
8 g Ballaststoffe

Zubereitung

1 Das Rinderfilet in Streifen schneiden und mit 1 EL Öl, Sojasoße und Stärke marinieren. Die Nudeln nach Packungsanweisung in Salzwasser kochen.

2 Den Mangold waschen, die Blätter in breite Streifen, die Stiele in Stifte schneiden. Den Ingwer schälen, Knoblauch abziehen und beides fein hacken.

3 Das restliche Öl erhitzen und das Fleisch sehr heiß anbraten. Ingwer, Mangold und Nudeln dazugeben. Die halbe Zitrone auspressen und mit dem Saft ablöschen. Die Hühnerbrühe angießen, aufkochen lassen und mit Salz und Pfeffer abschmecken.

4 Die Nudeln auf Tellern anrichten und mit der Soße übergießen.

Fruchtiger Kurkuma-Lachs mit Reis

Für 4 Portionen

Abklingende Akutphase
Remissionsphase
Zubereitungszeit: 45 Minuten

Zutaten

400 g frische Ananas
1 rote Paprika
1 grüne Paprika
2 cm frischer Ingwer
4 EL Rapsöl
Salz
½ TL Paprikapulver rosenscharf
200 g Jasminreis
4 Lachsfilets à 125 g
Salz und Pfeffer
½ Bund Frühlingszwiebeln
1 EL Sesamöl

Nährwerte pro Portion:
610 kcal
55 g Eiweiß
28 g Fett
55 g Kohlenhydrate

Zubereitung

1 Den Backofen auf 180 °C vorheizen. Die Ananas schälen und das Fruchtfleisch würfeln. Die Paprikas waschen, putzen und würfeln. Den Ingwer schälen und fein hacken.

2 2 EL Rapsöl in einen Topf geben, Ananas und Paprika bei niedriger Temperatur anbraten und mit Salz und Paprikapulver würzen. Den Reis nach Packungsanweisung kochen.

3 Den Lachs in eine Auflaufform legen. Kurkuma, das restliche Öl, Salz und Pfeffer mischen, damit die Lachsfilets bestreichen und 12–15 Minuten im Ofen backen.

4 Die Frühlingszwiebeln waschen und in Ringe schneiden. In Sesamöl anbraten und unter den Reis mischen. Den Reis auf Teller verteilen, den Lachs daraufsetzen und die Ananas-Paprika-Mischung darübergeben.

Gebratener Lachs mit Dill-Naturjoghurt-Soße

Für 4 Portionen

Abklingende Akutphase
Remissionsphase
Zubereitungszeit: 30 Minuten

Zutaten

800 g festkochende Kartoffeln
1 Bund Dill
½ Bund Kerbel
½ Bund Schnittlauch
3 EL Leinöl
150 g Naturjoghurt (1,5 % Fett)
150 g saure Sahne
½ Zitrone
Salz und Pfeffer
4 Lachsfilets à 125 g
1 EL Olivenöl

Nährwerte pro Portion:
430 kcal
33 g Eiweiß
32 g Fett
5 g Kohlenhydrate

Zubereitung

1 Kartoffeln schälen, würfeln und in Salzwasser kochen. Die Kräuter waschen und trocken schütteln. Von Kerbel und Dill die Blättchen abzupfen und grob hacken, den Schnittlauch in Röllchen schneiden.
2 Die Kräuter bis auf 1 EL zum Garnieren mit Leinöl, Joghurt und saurer Sahne in ein hohes Gefäß geben und mit einem Stabmixer pürieren.
3 Die Zitrone auspressen, 1 EL Saft unter die Kräutersoße rühren, mit Salz und Pfeffer abschmecken.
4 Die Lachsfilets kalt abspülen, trocken tupfen, salzen und pfeffern. Das Olivenöl in einer Pfanne erhitzen, die Filets mit der Hautseite nach unten hineingeben und bei mittlerer Hitze 4–5 Minuten braten, wenden und weitere 1–2 Minuten braten.
5 Den Lachs mit Kartoffeln und Joghurtsoße servieren und mit den zurückbehaltenen Kräutern garnieren.

Tipp

Das Gericht lässt sich gut mit Rosmarin verfeinern.

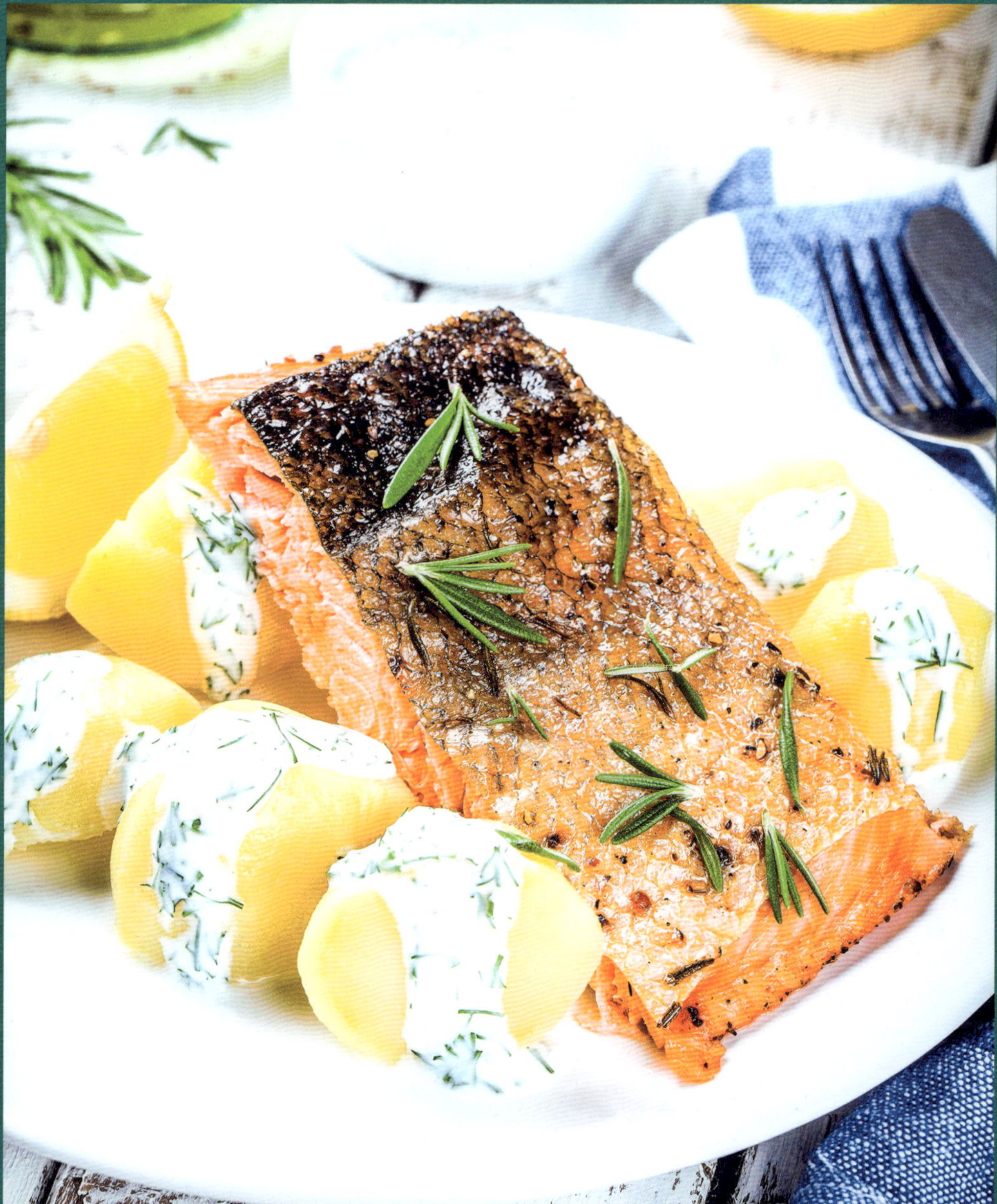

Lachs mit Spargelduett

Für 4 Portionen

Abklingende Akutphase
Remissionsphase
Zubereitungszeit: 45 Minuten

Zutaten

1 kg weißer Spargel
500 g grüner Spargel
2 TL brauner Zucker
Salz und Pfeffer
1 TL Butter
4 Lachsfilets à 125 g
1 Zitrone
1 EL Olivenöl
1 Kästchen Kresse

Nährwerte pro Portion:
510 kcal
52 g Eiweiß
29 g Fett
8 g Kohlenhydrate

Zubereitung

1 Den weißen Spargel ganz, den grünen Spargel nur im unteren Drittel schälen. Waschen und die holzigen Enden abschneiden.
2 In einem großen Topf Wasser mit einer Prise Zucker, Salz und Butter zum Kochen bringen. Den weißen Spargel hinzugeben und 18 Minuten garen. Nach 5 Minuten den grünen Spargel hinzugeben.
3 Die Lachsfilets mit Salz und Pfeffer würzen. Die Zitrone auspressen und mit dem Saft beträufeln. In einer beschichteten Pfanne das Öl erhitzen und den Lachs von beiden Seiten 3–5 Minuten braten.
4 Die Kresse abschneiden und in einem Sieb abbrausen, den Lachs mit dem Spargel auf vorgewärmten Tellern anrichten und mit der Kresse garnieren.

Tipp

Dazu passen junge Kartoffeln.

Einfache Paella

Für 4 Portionen

Abklingende Akutphase
Remissionsphase
Zubereitungszeit: 40 Minuten

Zutaten

500 g Kabeljau
2 rote Paprika
1 Stange Lauch
4 EL Olivenöl
Salz und Pfeffer
2 TL Currypulver
200 g Risottoreis
250 g TK-Erbsen
600 ml Geflügelbrühe
200 g geschälte Garnelen
1 Zitrone

Nährwerte pro Portion:
510 kcal
42 g Eiweiß
13 g Fett
54 g Kohlenhydrate

Zubereitung

1 Fischfilet waschen, trocken tupfen und in mundgerechte Stücke schneiden. Paprika würfeln. Lauch in Ringe schneiden. In einer Pfanne 2 EL Öl erhitzen und Kabeljaustücke 4 Minuten goldbraun anbraten. Kabeljau salzen, pfeffern, aus der Pfanne nehmen.

2 Pfanne mit 1 weiteren EL Öl auf mittlerer Stufe erhitzen und Paprika und Lauch 2 Minuten anbraten. Mit Salz, Pfeffer und Curry würzen. Reis hinzugeben, mit Brühe auffüllen und 15 Minuten zugedeckt bei kleiner Stufe gar köcheln. Nach 10 Minuten die Erbsen unterheben.

3 Zitrone waschen und vierteln. Kabeljau und Garnelen zur Paella geben und weitere 3 Minuten erwärmen bzw. garen, kräftig abschmecken und jeweils mit einem Zitronenstück auf Tellern verteilt servieren.

Kabeljau à la Gallega

Für 4 Portionen

Abklingende Akutphase
Remissionsphase
Zubereitungszeit: 40 Minuten
Backzeit: 50 Minuten

Zutaten

800 g festkochende Kartoffeln
3 Karotten
1 Stange Lauch
1 TL Paprikapulver edelsüß
Salz
6 EL Olivenöl
100 ml Brühe
4 Tomaten
½ Bund glatte Petersilie
600 g Kabeljaurückenfilet
Saft von 1 Zitrone

Nährwerte pro Portion:
420 kcal
32 g Eiweiß
16 g Fett
34 g Kohlenhydrate

Zubereitung

1 Den Backofen auf 200 °C vorheizen. Die Kartoffeln schälen und in Würfel schneiden. Karotten und Lauch putzen und in Scheiben bzw. Ringe schneiden. Kartoffeln und Gemüse abwechselnd in eine Auflaufform schichten, mit Paprikapulver bestäuben und salzen.

2 Das Olivenöl mit der Brühe aufschlagen und darübergeben, auf mittlerer Schiene 30 Minuten schmoren lassen. Die Tomaten in dicke Scheiben schneiden, die Petersilie waschen, trocken schütteln und fein hacken.

3 Das Fischfilet kalt abspülen, trocken tupfen und in mundgerechte Stücke schneiden. Die Zitrone auspressen, den Saft über den Fisch geben und salzen.

4 Die Form aus dem Ofen nehmen, den Inhalt erneut mischen, dabei die Petersilie untermengen. Den Fisch nicht auf, sondern unter das Gemüse legen und die Tomaten gleichmäßig auf dem Gemüse verteilen.

5 Im Backofen weitere 20 Minuten schmoren lassen.

Curry-Fisch-Pfanne

Für 4 Portionen

Abklingende Akutphase
Remissionsphase
Zubereitungszeit: 40 Minuten

Zutaten

600 g Kabeljaurückenfilet
4 EL Rapsöl
4 EL Sojasoße
Salz
weißer Pfeffer
3 Karotten
1 Stange Lauch
300 g Brokkoli
100 g Mungbohnensprossen
1 EL mildes Currypulver
100 ml Kokosmilch

Nährwerte pro Portion:
280 kcal
33 g Eiweiß
12 g Fett
9 g Kohlenhydrate
8 g Ballaststoffe

Zubereitung

1 Die Fischfilets kalt abspülen, trocken tupfen und in 3 cm breite Streifen schneiden. 2 EL Öl mit 2 EL Sojasoße, Salz und Pfeffer verschlagen und den Fisch darin auf einem Teller marinieren.

2 Die Karotten schälen und in dünne Streifen schneiden, den Lauch in Ringe schneiden. Den Brokkoli waschen, in Röschen zerteilen und in kochendem Wasser 2 Minuten blanchieren. Die Sprossen abbrausen und abtropfen lassen.

3 Das restliche Öl in einer Pfanne erhitzen, Karotten, Lauch und Brokkoli darin anbraten. Mit Curry und Sojasoße würzen. Die Kokosmilch angießen und bei geschlossenem Deckel 5 Minuten dünsten.

4 Fischstücke und Sprossen hinzufügen und alles weitere 5 Minuten dünsten.

Tipp

Wenn es schnell gehen muss, verwende ich gerne tiefgefrorenes Kaisergemüse.
Wenn du den süßlichen Geschmack von Kokosmilch nicht magst, dann verwende Soja- oder Hafercreme.

Fischfrikadellen mit Kerbel

Abklingende Akutphase
Remissionsphase
Zubereitungszeit: 35 Minuten
Kühlzeit: 60 Minuten

Zutaten

1 Bund Kerbel

1 Schalotte

500 g Fischfilet, z. B. Seelachs

2 Eier

100 g Semmelbrösel

Salz

weißer Pfeffer

4 EL Rapsöl

Nährwerte pro Portion:
320 kcal
28 g Eiweiß
15 g Fett
19 g Kohlenhydrate
1 g Ballaststoffe

Für 4 Portionen

Zubereitung

1 Kerbel waschen, trocken schütteln und fein hacken, die Schalotte abziehen und ebenfalls fein hacken. Den Fisch kalt abspülen, trocken tupfen und in feine Würfel hacken.

2 Kerbel, Schalotte und Fisch mit den Eiern und 50 g Semmelbrösel in einer Schüssel zu einer homogenen Masse verkneten. Mit Salz und Pfeffer abschmecken.

3 Die Fischmasse im Kühlschrank eine Stunde ruhen lassen. Aus der Masse acht Frikadellen formen und eventuell nochmals auf einem Teller im Rest der Semmelbrösel wälzen.

4 Das Öl in einer beschichteten Pfanne erhitzen und die Frikadellen von beiden Seiten 5 Minuten goldgelb braten.

Tipp

Mit der Hälfte an Rapsöl kommen knusprige Fischfrikadellen aus dem Airfryer.

Fischspieße Pomodoro

Für 4 Portionen

Abklingende Akutphase
Remissionsphase
Zubereitungszeit: 30 Minuten

Zutaten

2 EL Olivenöl
1 kleine Dose stückige Tomaten
Salz
1 EL brauner Zucker
2 EL getrockneter Thymian
600 g Seeteufelfilet
2 EL Tomatenmark
4 EL schwarze Oliven
20 g Parmesan
2 EL Kapern
einige Zweige frisches Basilikum

Außerdem

Holzspieße

Nährwerte pro Portion:
240 kcal
25 g Eiweiß
11 g Fett
7 g Kohlenhydrate

Zubereitung

1 Das Olivenöl erhitzen, Tomaten hinzugeben und mit Salz, Zucker und Thymian würzen und einkochen lassen. Den Backofengrill auf 200 °C vorheizen.

2 Den Seeteufel kalt abspülen, trocken tupfen und in mundgerechte Stücke schneiden. Auf kleine Holzspieße stecken. Die Oliven fein hacken.

3 Die eingedickte Soße mit Tomatenmark und Oliven würzen. Die Fischspieße hineinsetzen und darin 10 Minuten gar ziehen lassen, dabei wenden.

4 Alles mit Parmesan bestreuen und maximal 5 Minuten unter dem Backofengrill gratinieren. Basilikumblätter abzupfen, waschen und grob zerreißen. Zum Servieren mit Kapern und Basilikum garnieren.

Tipp

Die Fischspieße lassen sich auch im Airfryer supereinfach zubereiten.

Gemüsebowl mit Putenstreifen

Für 2 Portionen

Abklingende Akutphase
Remissionsphase
Zubereitungszeit: 40 Minuten
Marinierzeit: 60 Minuten

Zutaten

250 g Putenbrust
2 EL Sriracha-Soße
2 EL Tomatenmark
2 EL Sonnenblumenkerne
200 g Mais (Dose/Glas)
60 g Babyspinat
200 g Gurke
1 rote Paprika
200 g Cocktailtomaten
½ Zitrone
4 EL Rapsöl
150 g Naturjoghurt (3,5 % Fett)
Salz und Pfeffer
½ TL brauner Zucker

Nährwerte pro Portion:
565 kcal
42 g Eiweiß
29 g Fett
33 g Kohlenhydrate

Zubereitung

1 Das Putenfleisch abbrausen, trocken tupfen und in Streifen schneiden. Mit Sriracha-Soße und Tomatenmark vermengen und eine Stunde im Kühlschrank durchziehen lassen.

2 Die Sonnenblumenkerne in einer Pfanne rösten und beiseitestellen. Den Mais auf einem Sieb abspülen und abtropfen lassen. Den Babyspinat waschen, trocken schleudern und verlesen.

3 Die Gurke waschen und grob raspeln, die Paprika waschen, putzen und würfeln, die Cocktailtomaten waschen und halbieren.

4 Die halbe Zitrone auspressen. Ein Dressing aus 2 EL Rapsöl, Joghurt, Zitronensaft, Salz, Pfeffer und Zucker herstellen. Das restliche Öl in einer beschichteten Pfanne erhitzen und die marinierten Putenstreifen von allen Seiten braten.

5 Alles auf zwei Bowls verteilen, das Dressing darübergeben und mit Sonnenblumenkernen bestreuen.

Tipp

Die Sriracha-Soße ist eine scharfe Chilisoße aus Thailand, die auch vegan erhältlich ist. Wenn du Scharfes generell nicht gut verträgst, nimm nur wenig davon.

Zitronenhähnchen auf Fenchelgemüse

Für 4 Portionen

Abklingende Akutphase
Remissionsphase
Zubereitungszeit: 30 Minuten
Backzeit: 55 Minuten

Zubereitung

1 Das Hähnchen halbieren, kalt abspülen, trocken tupfen. Die Haut mit einer Fleischgabel einstechen. Eine Zitrone auspressen und das Hähnchen mit dem Saft beträufeln. Den Fenchel halbieren, putzen, das Grün beiseitelegen.

2 Die zweite Zitrone heiß waschen, längs halbieren und in Stücke schneiden. Die Tomaten waschen und halbieren. Einen Schmortopf mit 1 EL Olivenöl auspinseln.

3 Fenchel, Zitronenstücke und Tomatenhälften hineingeben. Die Hähnchenhälften rundum salzen und pfeffern, mit der Haut nach oben auf den Fenchel setzen. Thymianzweige waschen, trocken schütteln und im Ganzen dazugeben.

4 Den Schmortopf schließen und bei 200 °C 40 Minuten garen. Dann den Deckel entfernen und weitere 15 Minuten garen. Das Fenchelgrün hacken.

5 Das Hähnchen vom Gemüse nehmen und in vier Portionen teilen. Das Fenchelgrün unter das Gemüse heben und mit Salz, Pfeffer und Honig abschmecken. Hähnchen mit dem Fenchelgemüse auf Tellern anrichten.

Zutaten

1 Brathähnchen
2 Zitronen
2 Fenchel
16 Cocktailtomaten
1 EL Olivenöl
Salz
weißer Pfeffer
10 Zweige frischer Thymian
1 EL Honig

Nährwerte pro Portion:
475 kcal
52 g Eiweiß
27 g Fett
6 g Kohlenhydrate

Tipp

Das Rezept kannst du auch im Airfryer zubereiten.

Hähnchen aus dem Ofen

Für 4 Portionen

Abklingende Akutphase
Remissionsphase
Zubereitungszeit: 40 Minuten
Backzeit: 60 Minuten

Zutaten

5 EL Olivenöl
Salz und Pfeffer
1 TL Paprikapulver edelsüß
4 Hähnchenkeulen
500 g Kartoffeln
250 g Champignons
12 Cocktailtomaten
3 Zweige frischer Rosmarin
3 Zweige frischer Thymian

Nährwerte pro Portion:
710 kcal
43 g Eiweiß
51 g Fett
21 g Kohlenhydrate

Zubereitung

1 Den Backofen auf 200 °C vorheizen. 2 EL Olivenöl mit Salz, Pfeffer und Paprikapulver verrühren. Die Hähnchenkeulen kalt abspülen, trocken tupfen und mit der Marinade bestreichen. In eine große Auflaufform geben und im Ofen 60 Minuten knusprig braten.

2 Die Kartoffeln schälen und in Spalten schneiden. Mit 1 EL Öl vermengen, salzen und nach 25 Minuten Garzeit mit in die Auflaufform dazugeben.

3 Die Pilze putzen und halbieren, die Tomaten waschen. Die Kräuter waschen, trocken tupfen und fein hacken. Alles mit dem restlichen Öl vermengen, mit Salz und Pfeffer würzen und nach 30 Minuten Garzeit mit in die Auflaufform geben.

Tipp

Das Rezept kannst du auch im Airfryer zubereiten.

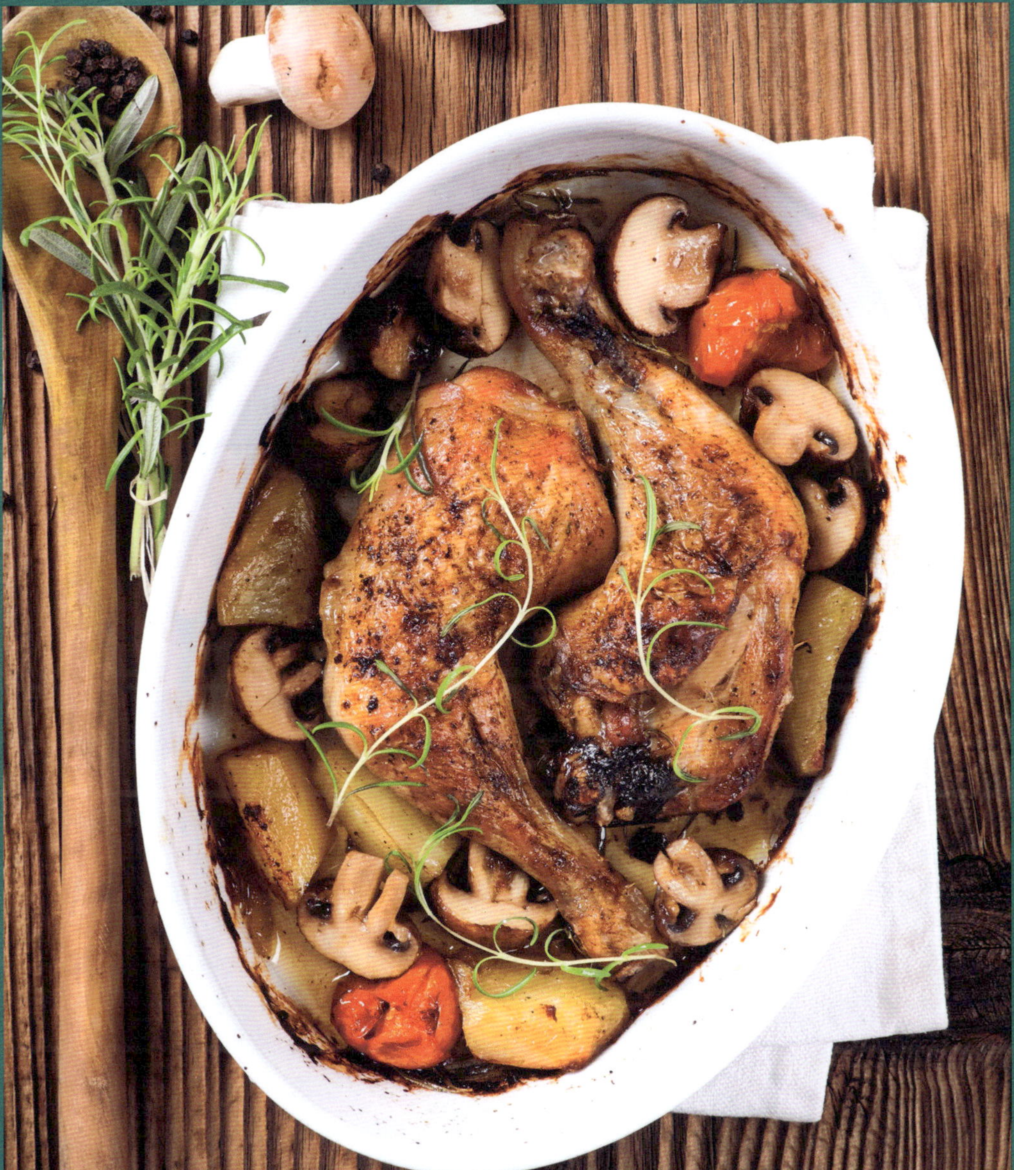

Thailändischer Ananasreis

Für 4 Portionen

Abklingende Akutphase
Remissionsphase
Zubereitungszeit: 40 Minuten

Zutaten

600 g Jasminreis
2 Ananas
4 cm frischer Ingwer
3 Karotten
300 g Pak Choi
4 Frühlingszwiebeln
4 EL Sojasoße
1 EL Currypulver
60 g Cashewkerne
3 EL Rapsöl
3 Eier
einige Zweige frischer Koriander

Nährwerte pro Portion:
680 kcal
19 g Eiweiß
26 g Fett
89 g Kohlenhydrate

Zubereitung

1 Jasminreis nach Packungsanweisung zubereiten. Die Ananas längs halbieren und das Fruchtfleisch herauslösen, dabei einen 1 cm breiten Rand stehen lassen. Den harten Strunk entfernen, das Fruchtfleisch in mundgerechte Stücke schneiden.

2 Ingwer und Karotten schälen und in dünne Stifte schneiden. Pak Choi waschen und in mundgerechte Stücke schneiden. Frühlingszwiebeln waschen, putzen und in Ringe schneiden.

3 Sojasoße und Currypulver in einer Schale verrühren. Cashewkerne ohne Öl anrösten, bis sie duften, dann herausnehmen und grob hacken.

4 Das Öl im Wok erhitzen. Ingwer kurz andünsten, dann Karotten, Pak Choi und Frühlingszwiebeln zugeben und alles bissfest garen. Die Eier hineinschlagen, umrühren und zu Rührei stocken lassen.

5 Den Reis, die Ananasstücke und die angerührte Würzsoße dazugeben. Alles gut verrühren und erwärmen und in den Ananashälften servieren. Den Koriander waschen, trocken schütteln und die Blättchen abzupfen. Mit Cashewkernen und mit Koriander bestreut servieren.

Udon-Nudeln mit Chiligemüse

Für 4 Portionen

Abklingende Akutphase
Remissionsphase
Zubereitungszeit: 30 Minuten

Zutaten

2 Karotten
250 g Champignons
1 Bund Frühlingszwiebeln
¼ rote Chilischote
500 g Chinakohl
800 g vorgegarte Udon-Nudeln aus dem Kühlregal (Asia-Laden)
1 TL brauner Zucker
3 EL Sojasoße
2 EL Reisessig
2 EL Rapsöl
1 EL Sesam

Nährwerte pro Portion:
420 kcal
17 g Eiweiß
8 g Fett
69 g Kohlenhydrate

Zubereitung

1 Karotten schälen und in Stifte schneiden. Champignons putzen und vierteln. Frühlingszwiebeln waschen und in mundgerechte Stücke schneiden, das Grüne in feine Ringe, einige Ringe beiseitelegen. Die Chili fein hacken. Chinakohl putzen, waschen, trocken tupfen und in mundgerechte Stücke teilen.

2 Die Nudeln nach Packungsanweisung garen, abgießen und abtropfen lassen. Zucker, Sojasoße und Reisessig in einer Schale verrühren.

3 Das Öl im Wok erhitzen und das Gemüse darin unter Rühren scharf anbraten. Chili zugeben, die Hitze etwas reduzieren und alles 3 Minuten unter Rühren weiterbraten. Die Nudeln zugeben. Scharf anbraten, dann die Würzsoße unterrühren. Mit Frühlingszwiebelringen und mit Sesam bestreut servieren.

Glasnudeln mit buntem Gemüse

Für 4 Portionen

Abklingende Akutphase
Remissionsphase
Zubereitungszeit: 40 Minuten

Zutaten

250 g Glasnudeln
4 EL Sojasoße
4 EL Sesamöl
300 g Spinat
200 g Champignons
4 Frühlingszwiebeln
1 rote Paprikaschote
3 EL Rapsöl
Salz
½ Limette
1 EL Sesam

Nährwerte pro Portion:
440 kcal
8 g Eiweiß
19 g Fett
58 g Kohlenhydrate

Zubereitung

1 Die Glasnudeln nach Packungsanweisung zubereiten. Abgießen und mit Sojasoße und Sesamöl vermischen. Mit einer Küchenschere nach Belieben zerkleinern.

2 Den Spinat verlesen, waschen und abtropfen lassen. Pilze putzen und in Scheiben schneiden. Frühlingszwiebeln und Paprika waschen, putzen und in etwa gleichmäßig große Streifen schneiden.

3 Öl in einem Wok erhitzen und das Gemüse bissfest garen, mit etwas Salz würzen. Die Limettenhälfte auspressen. Zum Schluss die Nudeln unters Gemüse heben, Limettensaft darüberträufeln, nochmals abschmecken und mit Sesam bestreut servieren.

Tipp

Wenn du die Glasnudeln aufbewahren willst, gib ein bisschen Brühe dazu, damit sie feucht sind und nicht aneinander kleben.

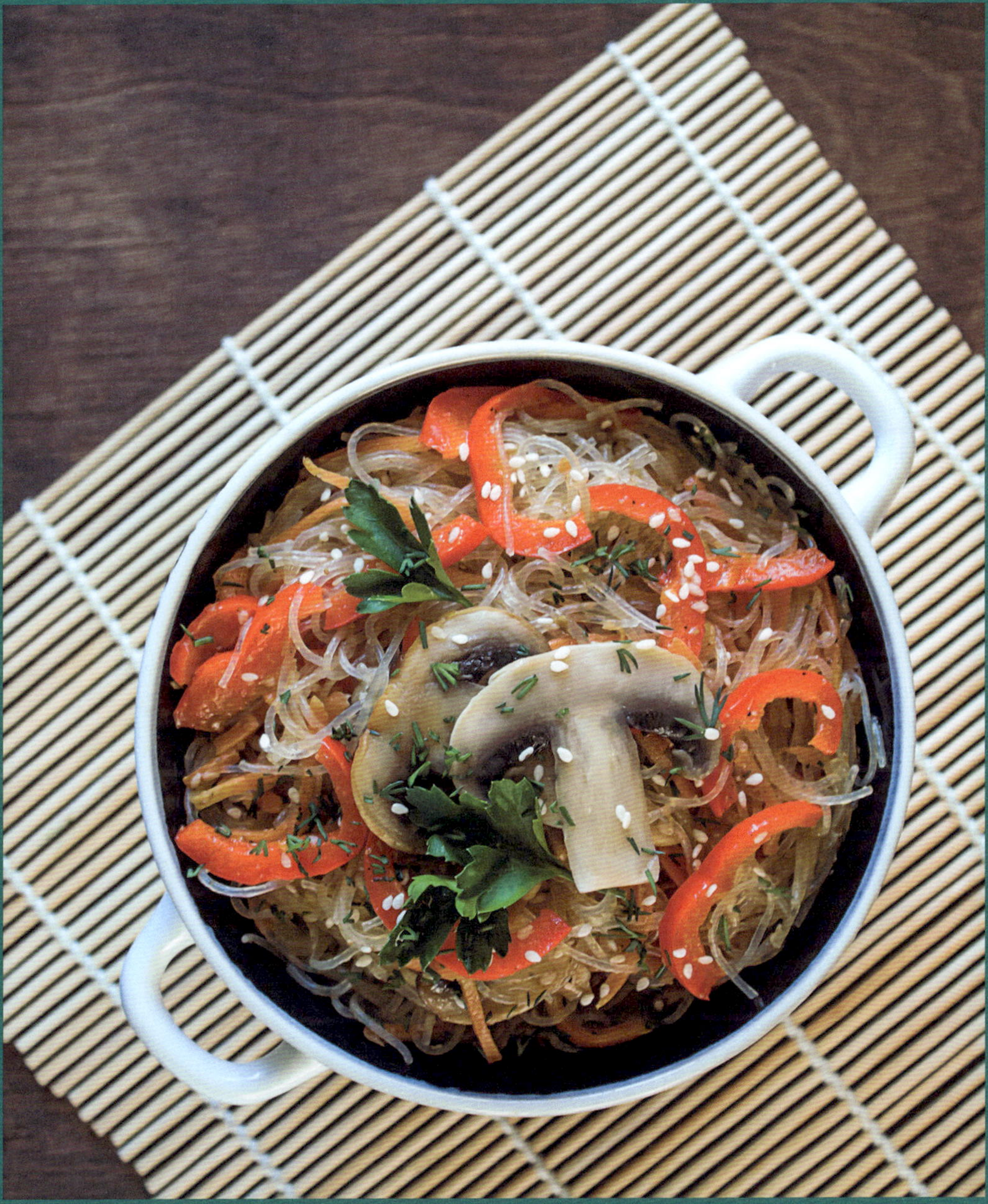

Spinat-Frittata mit Feta

Für 4 Portionen

Abklingende Akutphase
Remissionsphase
Zubereitungszeit: 15 Minuten
Backzeit: 15 Minuten

Zutaten

200 g Blattspinat
1 EL Rapsöl
8 Eier
4 EL Milch (3,5 % Fett)
Salz und Pfeffer
1 Prise frisch geriebene Muskatnuss
150 g Feta

Nährwerte pro Portion:
310 kcal
22 g Eiweiß
23 g Fett
3 g Kohlenhydrate

Zubereitung

1 Den Backofen auf 200 °C vorheizen. Den Spinat verlesen, waschen und gut abtropfen lassen.

2 Das Öl in einer beschichteten Pfanne erhitzen, den Spinat zufügen und zusammenfallen lassen. Eier und Milch verquirlen und mit Salz, Pfeffer und Muskat würzen.

3 Den Spinat in eine Auflaufform füllen, die Eiermilch darauf verteilen. Feta mit einer Gabel zerbröseln und darüberstreuen und im Ofen 15 Minuten backen.

Tipp

Frittata ist bei mir oft Resteverwertung von Gemüse. Du kannst fast jede Sorte verwenden. Ist das Gemüse von Natur aus sehr hart, dann dünste es in der geschlossenen Pfanne in etwas Öl und Brühe vor.

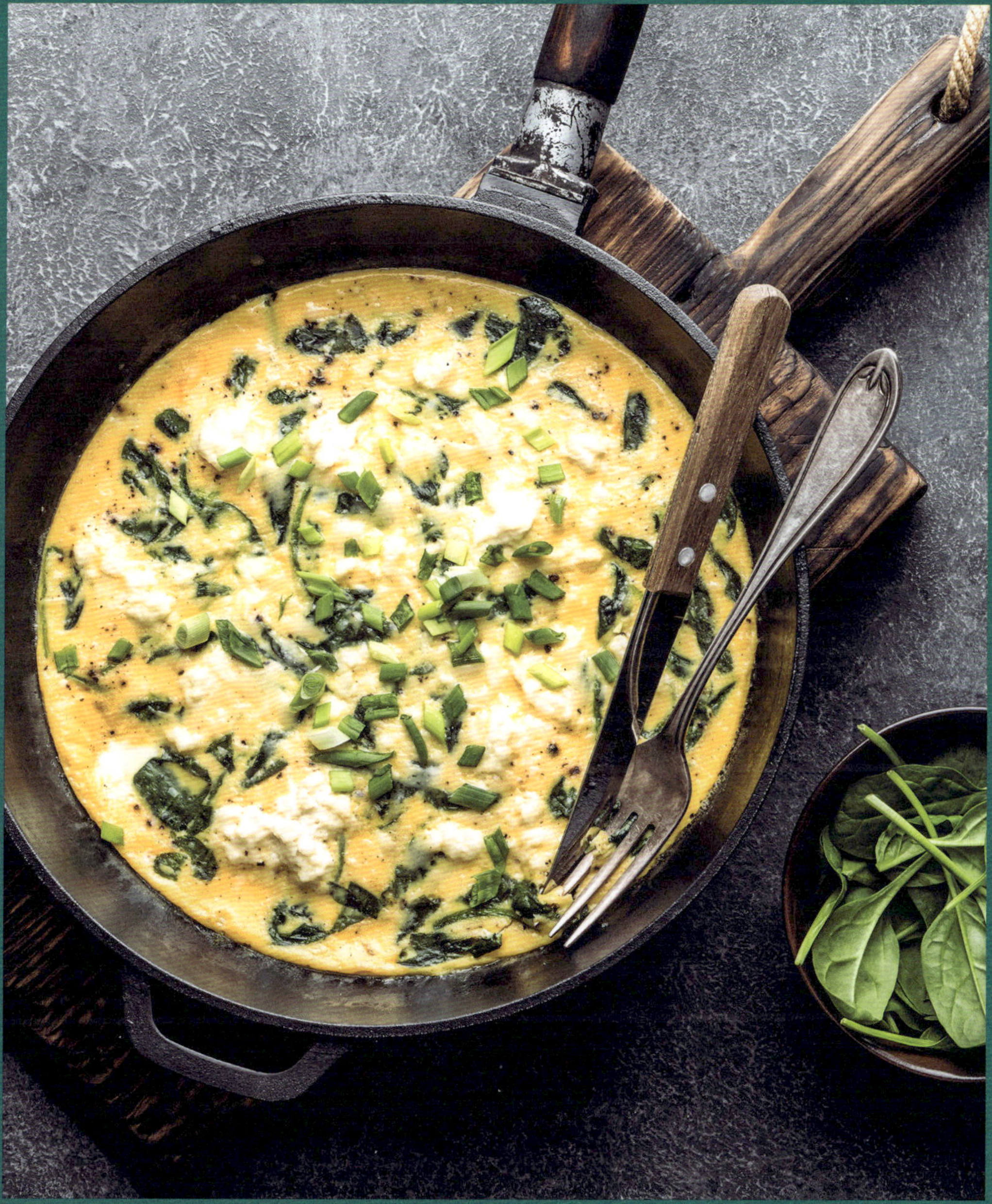

Wurzelgemüse aus dem Ofen

Für 4 Portionen

Abklingende Akutphase
Remissionsphase
Zubereitungszeit: 70 Minuten
Backzeit: 30 Minuten

Zutaten

100 g braune Champignons
1 gelbe Zucchini
4 große Karotten
4 kleine Rote Bete
600 g Süßkartoffeln
1 Bio-Zitrone
4 EL Olivenöl
Salz
weißer Pfeffer
einige Zweige frischer Thymian

Nährwerte pro Portion:
340 kcal
7 g Eiweiß
11 g Fett
52 g Kohlenhydrate

Zubereitung

1 Den Backofen auf 200 °C vorheizen. Die Pilze putzen, die Karotten, Rote Bete und Süßkartoffeln schälen, Zucchini waschen und alles in mundgerechte Stücke schneiden.

2 Zitrone waschen und in Scheiben schneiden.

3 Das Gemüse auf einem Backblech mit dem Öl vermengen, salzen und pfeffern. Auf mittlerer Schiene im Ofen 30 Minuten backen, zwischendurch das Gemüse einmal wenden.

4 Den Thymian waschen und in kleinere Zweige teilen. Das Ofengemüse aus dem Backofen nehmen und damit garnieren.

Tipp

Das Rezept kannst du auch im Airfryer zubereiten.

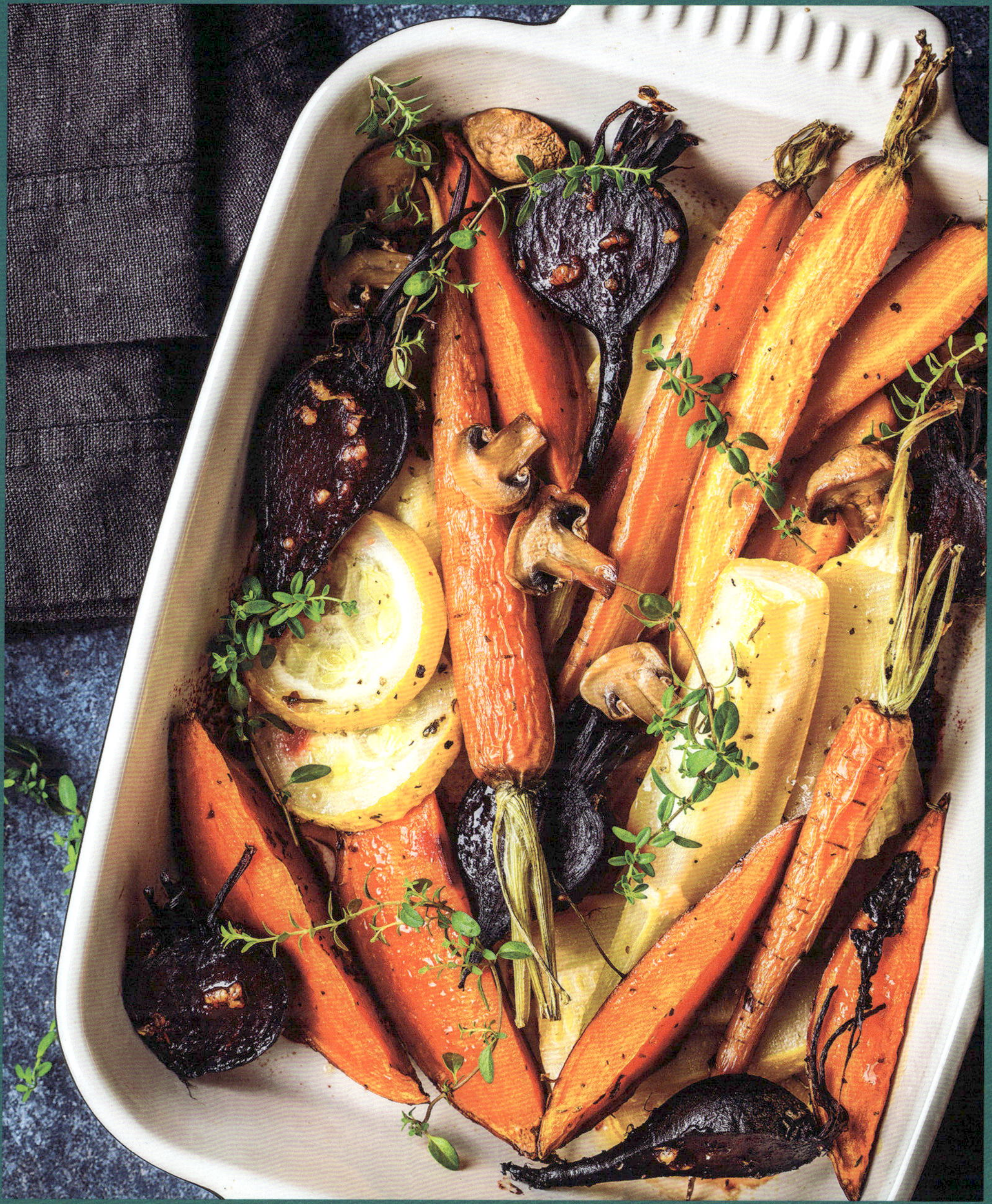

Karotten-Brokkoli-Auflauf mit Hirse

Abklingende Akutphase
Remissionsphase
Zubereitungszeit: 55 Minuten
Backzeit: 30 Minuten

Zutaten

1 Stange Lauch
3 große Karotten
450 g Brokkoli
1 EL Rapsöl
200 g Hirse
2 TL Currypulver
500 ml Gemüsebrühe
1 EL Butter
Salz und Pfeffer
5 Eier
200 g saure Sahne
120 g geriebener mittelalter Gouda

Nährwerte pro Portion:
650 kcal
30 g Eiweiß
37 g Fett
49 g Kohlenhydrate

Für 4 Portionen

Zubereitung

1 Lauch waschen, putzen und in Ringe schneiden. Karotten schälen und in Scheiben schneiden. Den Brokkoli waschen, putzen, in Röschen zerteilen.

2 Brokkoli und Karotten 8 Minuten in leicht gesalzenem Wasser garen und den Lauch die letzten 3 Minuten dazugeben. Auf ein Sieb geben und abtropfen lassen.

3 Das Öl erhitzen, Hirse zusammen mit 1 TL Curry andünsten, dann die Gemüsebrühe angießen. Zum Kochen bringen, die Hitze reduzieren und 25 Minuten köcheln lassen.

4 Den Ofen bei 200 °C vorheizen. Eine flache Auflaufform mit Butter einfetten. Die Eier mit der sauren Sahne verquirlen und kräftig mit Salz, Pfeffer und dem Rest Curry abschmecken.

5 Zuerst die Hirse, dann das Gemüse in die Auflaufform geben. Die Eiersahne darüber verteilen, mit dem Käse bestreuen und auf mittlerer Schiene 30 Minuten backen.

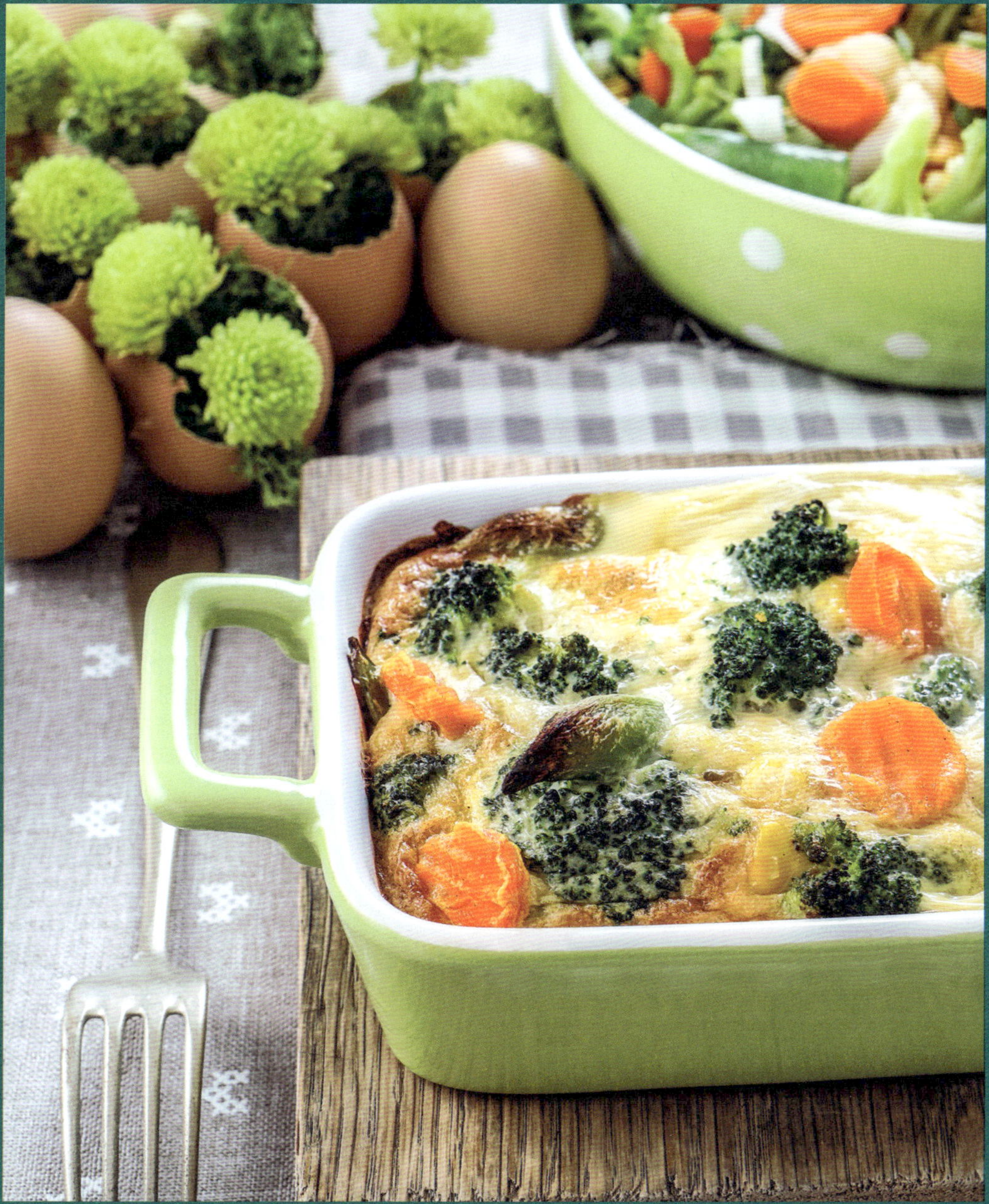

Crêpes mit Spinat-Feta-Füllung

Abklingende Akutphase
Remissionsphase
Zubereitungszeit: 30 Minuten

Zutaten

600 g TK-Spinat
6 EL Olivenöl
½ TL Kreuzkümmel
Salz und Pfeffer
350 g Dinkelmehl Type 630
450 ml Milch (3,5 % Fett)
2 Eier
1 Msp. Backpulver
300 g Feta
2 EL Pinienkerne
4 EL Rosinen

Nährwerte pro Portion:
830 kcal
37 g Eiweiß
43 g Fett
70 g Kohlenhydrate

Für 4 Portionen

Zubereitung

1 Den Spinat auftauen. 2 EL Öl erhitzen und den Spinat darin dünsten. Mit Kreuzkümmel, Salz und Pfeffer würzen.

2 Mehl, Milch, Eier, eine Prise Salz und Backpulver zu einem Teig verrühren. In einer Pfanne mit je 1 EL Öl vier Crêpes ausbacken und warmstellen.

3 Den Feta würfeln, die Pinienkerne ohne Öl anrösten und alles zusammen mit den Rosinen zum Spinat geben und vermischen. Die Pfannkuchen damit füllen und servieren.

Tipp

Eigentlich mag ich Rosinen nicht so gerne und habe sie deshalb lange weggelassen. Als ich dann mal über meinen Schatten sprang, war ich so begeistert, dass es die Füllung seitdem nur noch mit Rosinen gibt.

Gebackener Couscous mit Spinat und Karotten

Für 4 Portionen

Abklingende Akutphase
Remissionsphase
Zubereitungszeit: 30 Minuten
Backzeit: 30 Minuten

Zutaten

200 g Couscous
450 ml Gemüsebrühe
300 g Spinat
250 g junge Karotten
1 TL Butter
4 Eier
250 ml Milch (3,5 % Fett)
einige Zweige frische Petersilie
Salz und Pfeffer
1 Prise frisch geriebene Muskatnuss
150 g geriebener Gouda

Nährwerte pro Portion:
500 kcal
28 g Eiweiß
24 g Fett
44 g Kohlenhydrate

Zubereitung

1 Couscous in der Gemüsebrühe einmal aufkochen und zugedeckt 20 Minuten quellen lassen. Den Spinat waschen und verlesen, die Karotten schälen und in dünne Scheiben schneiden.

2 Eine Auflaufform mit Butter einfetten und den Backofen auf 180 °C vorheizen. Die Eier mit der Milch verquirlen. Die Petersilie waschen, trocken schütteln und fein hacken. Zur Eiermilch geben und mit Salz, Pfeffer und Muskat würzen.

3 Das Gemüse mit dem Couscous vermischen und in die Auflaufform füllen. Die Eiermilch darübergießen, den Käse darauf verteilen und auf mittlerer Schiene 30 Minuten backen.

Bärlauch-Gnocchi

Abklingende Akutphase
Remissionsphase
Zubereitungszeit: 50 Minuten

Zutaten

750 g mehlige Kartoffeln
1 Bund Bärlauch
120 g Maisgrieß
3 Eier
Salz
40 g Butter
30 g frisch geriebener Parmesan

Außerdem

Kartoffelpresse

Nährwerte pro Portion:
830 kcal
37 g Eiweiß
43 g Fett
70 g Kohlenhydrate

Für 4 Portionen

Zubereitung

1 Die Kartoffeln schälen, in kleine Stücke schneiden und in ca. 20 Minuten gar kochen. Abgießen und noch heiß durch eine Kartoffelpresse drücken.

2 Den Bärlauch waschen und in feine Streifen schneiden. Die Eier trennen. Zusammen mit Grieß, Eigelb und Salz unter die Kartoffelmasse mischen und zu einem glatten Teig verarbeiten.

3 Den Kartoffelteig zu zwei Rollen formen. Je 3 cm lange Stücke abschneiden und mit einer bemehlten Gabel Rillen eindrücken. Einen Topf mit Salzwasser zum Sieden bringen und die Gnocchi darin gar ziehen lassen.

4 Heiß mit Butter und Parmesan servieren.

Tipp

Wenn ich keine Verwendung für das übrige Eiweiß habe, schlage ich es mit zwei Eiern auf und mache daraus Rührei.

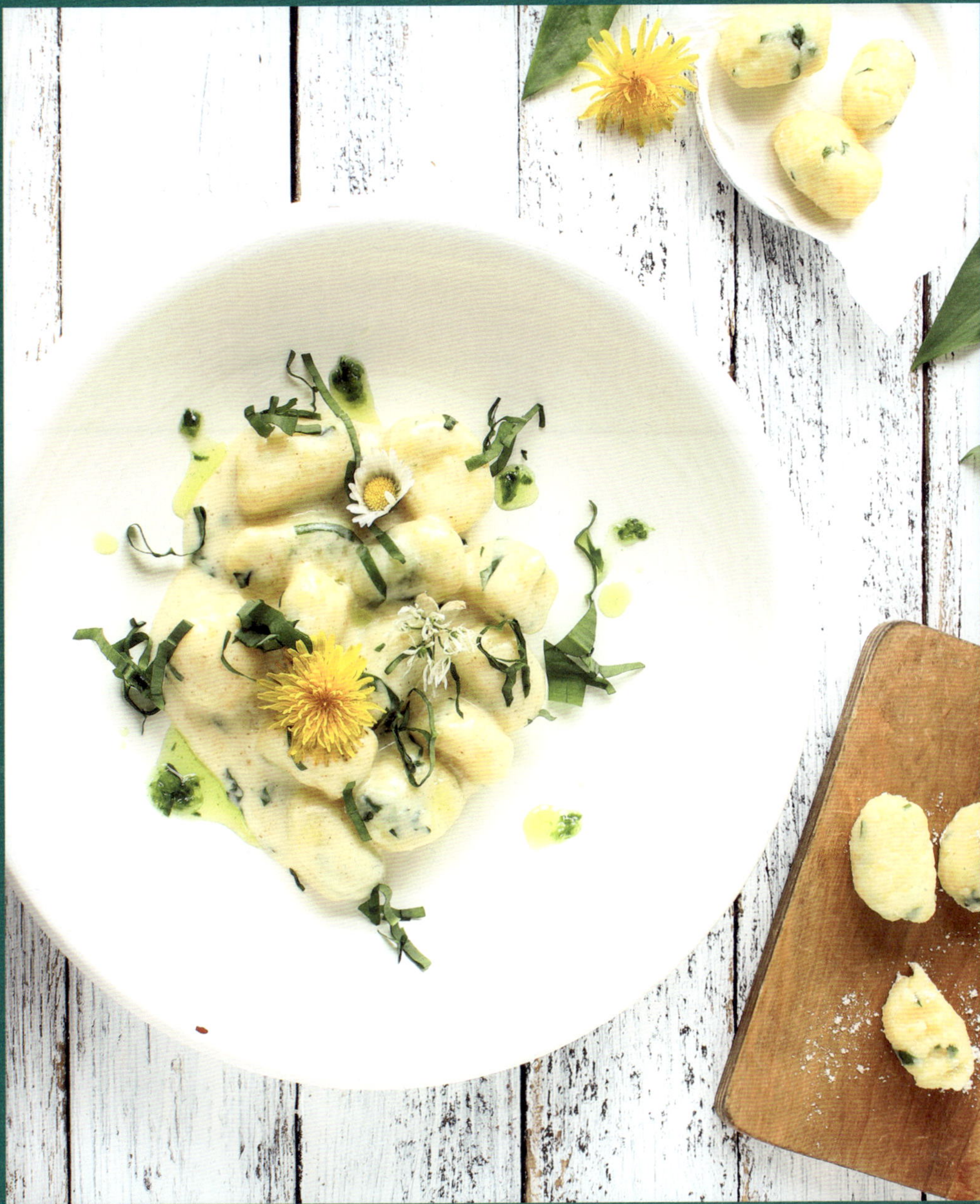

Quiche mit Spargel und Lachs

Für 12 Stück

Abklingende Akutphase
Remissionsphase
Zubereitungszeit: 30 Minuten
Kühlzeit: 60 Minuten
Backzeit: 50 Minuten

Zutaten

250 g Dinkelmehl Type 1050
125 g kalte Butter
1 Ei
350 g Spargel
250 g Lachsfilet
2 Handvoll Babyspinat
200 ml Sahne
4 Eier
Salz und Pfeffer

Außerdem
Springform (Ø 26 cm)

Nährwerte pro Stück:
340 kcal
14 g Eiweiß
20 g Fett
18 g Kohlenhydrate

Zubereitung

1 Für den Teig Mehl mit Butter, Ei und einer Prise Salz zu einem glatten Teig verkneten. 60 Minuten in Frischhaltefolie gewickelt in den Kühlschrank legen.

2 Den Backofen auf 180 °C vorheizen. Eine Springform mit etwas Butter einfetten und bemehlen.

3 Den Teig auf einer bemehlten Arbeitsfläche ausrollen und in die Form legen. Dabei einen Rand hochziehen und mehrfach mit einer Gabel einstechen. Den Boden 10 Minuten vorbacken.

4 Die Spargelstangen waschen, schälen und in Stücke schneiden. Den Lachs kalt abbrausen, trocken tupfen und würfeln. Den Spinat waschen, verlesen und trocken schleudern. Alles auf dem vorgebackenen Teigboden verteilen.

5 Sahne und Eier verquirlen, mit Salz und Pfeffer abschmecken. Die Mischung über die Füllung gießen und die Quiche 40 Minuten backen. Nach der Hälfte der Zeit mit Alufolie abdecken, damit sie nicht zu dunkel wird.

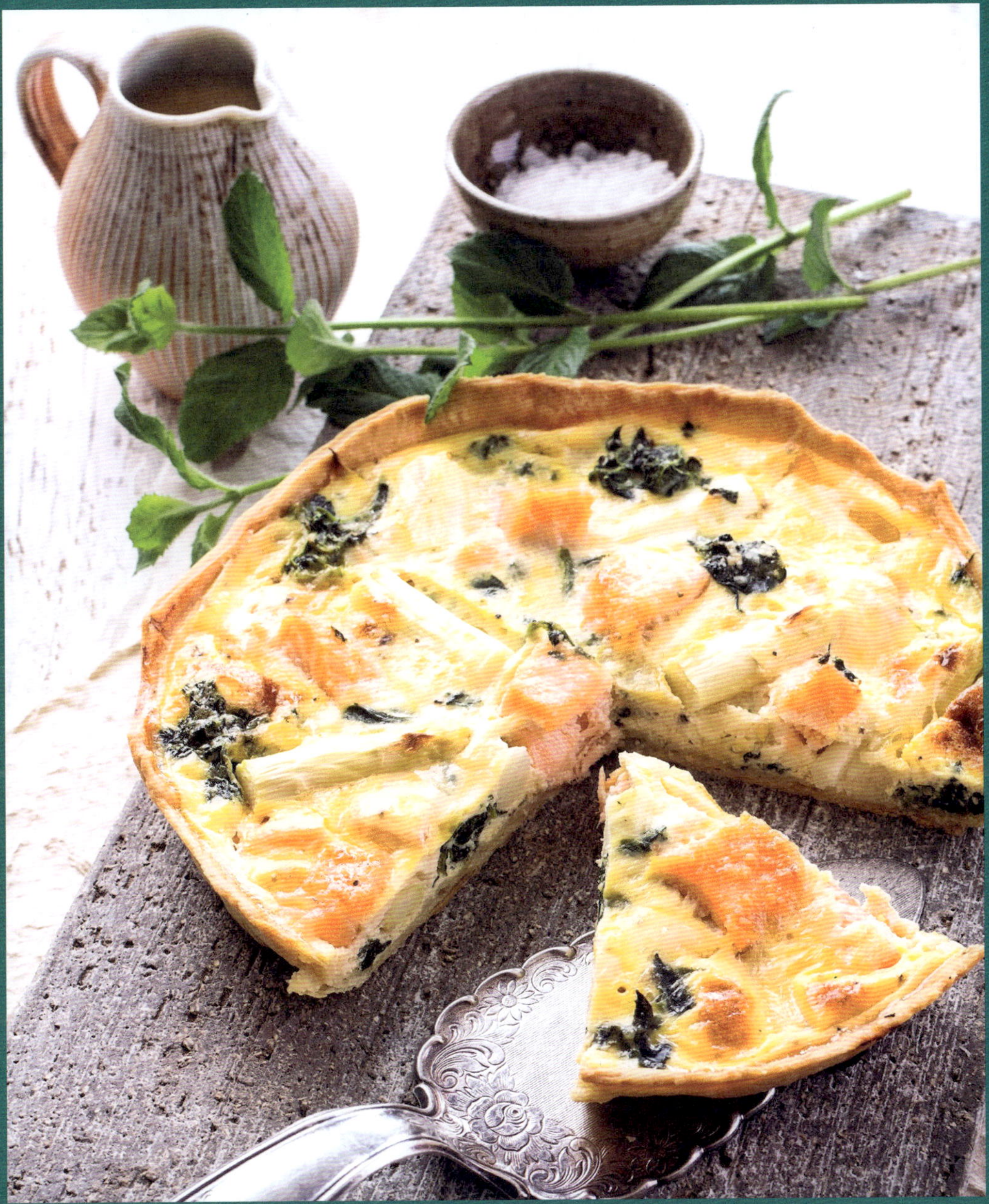

BROT UND BRÖTCHEN SELBST GEMACHT

Indisches Naan-Brot

Für 6 Fladen

Abklingende Akutphase
Remissionsphase
Zubereitungszeit: 20 Minuten
Ruhezeit: 60 Minuten

Zutaten

250 g Dinkelmehl Type 1050
1 TL Backpulver
1 TL Salz
2 EL Naturjoghurt (3,5 % Fett)
1 EL Butter

Nährwerte pro Fladen:
170 kcal
5 g Eiweiß
4 g Fett
29 g Kohlenhydrate

Zubereitung

1 Mehl mit Salz, Backpulver, Joghurt und 125 ml lauwarmem Wasser verkneten. Den Teig abdecken und eine Stunde ruhen lassen.

2 Erneut durchkneten und in sechs Portionen teilen. Jede Portion zu einem Fladen ausrollen und dünn mit Butter bestreichen, dann einmal mit der Butterseite nach außen zusammenklappen und nochmals flach ausrollen.

3 In einer heißen Pfanne ohne zusätzliches Fett nacheinander von jeder Seite eine Minute backen.

Haferflocken-Milch-Brötchen

Für 12 Stück

Abklingende Akutphase
Remissionsphase
Zubereitungszeit: 20 Minuten
Gehzeit: 30 Minuten
Backzeit: 20 Minuten

Zutaten

400 g Dinkelmehl Type 1050
100 g zarte Haferflocken
1 Pck. Trockenhefe
1 TL brauner Zucker
2 TL Salz
400 ml Milch (1,5 % Fett)
Haferflocken zum Bestreuen

Nährwerte pro Stück:
680 kcal
6 g Eiweiß
2 g Fett
30 g Kohlenhydrate

Zubereitung

1 Mehl, Haferflocken, Hefe, Zucker und Salz in eine Schüssel geben. Die Milch erwärmen (nur lauwarm!), 4 EL Milch zurückbehalten. Den trockenen Zutaten hinzufügen und alles mit dem Knethaken zu einem geschmeidigen Teig verarbeiten, bis sich der Teig vom Rand löst.

2 Den Hefeteig an einem warmen Ort 30 Minuten gehen lassen, bis er sein Volumen verdoppelt hat. Erneut durchkneten und 10 Minuten gehen lassen. Den Backofen auf 180 °C oder Umluft 160 °C vorheizen.

3 Den Teig in 12 gleich große Stücke zerteilen, zu Brötchen formen und auf ein mit Backpapier ausgelegtes Backblech legen. Die Oberfläche kreuzweise einritzen, mit der restlichen Milch bestreichen und mit Haferflocken bestreuen.

4 Auf mittlerer Schiene im Ofen 20 Minuten backen.

Tomaten-Fenchel-Brot

Für 15 Scheiben

Abklingende Akutphase
Remissionsphase
Zubereitungszeit: 15 Minuten
Ruhezeit: 45 Minuten
Backzeit: 45 Minuten

Zutaten

500 g Dinkelvollkornmehl
1 Pck. Trockenhefe
1 EL brauner Zucker
1 ½ TL Salz
200 g getrocknete Tomaten, in Olivenöl eingelegt
1–2 EL Fenchelsamen
einige Zweige frischer Rosmarin

Nährwerte pro Scheibe:
330 kcal
10 g Eiweiß
10 g Fett
50 g Kohlenhydrate

Zubereitung

1 Mehl, Hefe, Zucker und Salz in eine Schüssel geben. 400 ml lauwarmes Wasser dazugeben und zu einem glatten Teig verarbeiten. Mit einem Tuch abgedeckt an einem warmen Ort gehen lassen, bis er sein Volumen fast verdoppelt hat. Den Ofen auf 200 °C vorheizen.

2 Die Tomaten fein hacken, die Fenchelsamen im Mörser zerstoßen. Rosmarin waschen, trocken schütteln, die Blättchen abzupfen und klein hacken.

3 Alles unter den aufgegangenen Teig kneten. In eine Kastenform geben und abgedeckt nochmals 10 Minuten gehen lassen. Auf mittlerer Schiene im Ofen 45 Minuten backen.

Knäckebrot

Für 40 Scheiben

Abklingende Akutphase
Remissionsphase
Zubereitungszeit: 10 Minuten
Quellzeit: 60 Minuten
Backzeit: 60 Minuten

Zutaten

100 g Dinkelvollkornmehl
100 g Roggenmehl Type 1150
180 g kernige Haferflocken
100 g Sesam
50 g geschroteter Leinsamen
50 g Sonnenblumenkerne
2 TL Salz
1 TL gemahlener Kümmel
6 EL Olivenöl
700 ml Wasser

Nährwerte pro Scheibe:
70 kcal
2 g Eiweiß
4 g Fett
7 g Kohlenhydrate
2 g Ballaststoffe

Zubereitung

1 Alle Zutaten in eine Schüssel geben und gut verrühren. Eine Stunde zugedeckt quellen lassen.

2 Den Backofen auf 160 °C Heißluft vorheizen. Zwei Bleche mit Backpapier auslegen und den Teig auf die Bleche verteilen. Je nach Geschmack mit weiteren Körnern bestreuen.

3 20 Minuten vorbacken, dann herausnehmen und den Teig zu Scheiben schneiden. Weitere 40 Minuten backen und vollständig auskühlen lassen.

Tipp

Schneide das Knäckebrot immer vor, sonst lässt es sich nachher nicht mehr in schöne Stücke teilen.

SÜSSES UND DESSERTS VERTRÄGLICH GENIESSEN

Erdbeer-Rhabarber-Grütze

Für 4 Portionen

Abklingende Akutphase
Remissionsphase
Zubereitungszeit: 35 Minuten

Zutaten

250 g Rhabarber
500 g Erdbeeren
½ Zitrone
2 EL Honig
1 Vanilleschote
2 EL Stärke

Nährwerte pro Portion:
100 kcal
1 g Eiweiß
0 g Fett
21 g Kohlenhydrate

Zubereitung

1 Den Rhabarber waschen, holzige Fäden entfernen und in 3 cm lange Stücke schneiden. Die Erdbeeren waschen, putzen und vierteln. Die halbe Zitrone auspressen und das Obst mit 2 EL Zitronensaft und dem Honig vermengen.

2 Die Vanilleschote längs halbieren und das Mark herauskratzen. Alles mit 250 ml Wasser in einem Topf weich kochen.

3 Die Stärke mit etwas kaltem Wasser anrühren, in das Mus rühren und etwas eindicken lassen. Vor dem Servieren kalt werden lassen.

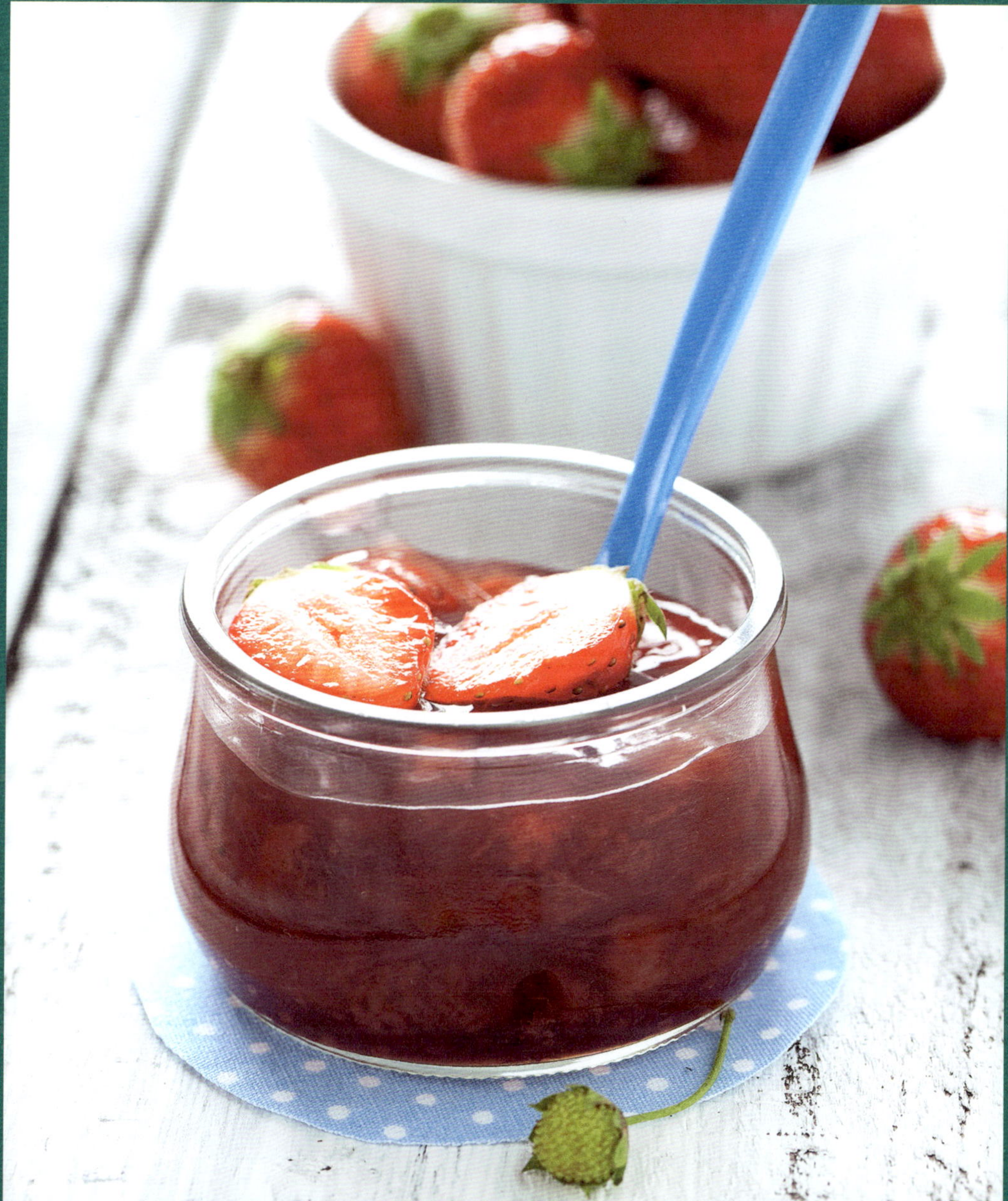

Schokopudding mit Beerensirup

Für 4 Portionen

Abklingende Akutphase
Remissionsphase
Zubereitungszeit: 45 Minuten

Zutaten

40 g Speisestärke
500 ml Milch (3,5 % Fett)
4 EL brauner Zucker
½ Pck. Vanillezucker
1 Eigelb
100 g Zartbitterschokolade
250 g frische Erd- oder Himbeeren
½ Zitrone

Nährwerte pro Portion:
450 kcal
8 g Eiweiß
15 g Fett
66 g Kohlenhydrate

Zubereitung

1 Die Stärke mit 6 EL Milch, 1 EL Zucker und Vanillezucker verrühren. Das Ei trennen und das Eigelb in einer weiteren Schüssel verquirlen. Die Schokolade grob zerkleinern, mit der restlichen Milch in einem Topf einmal aufkochen lassen. Die Stärkemischung unterrühren und 2–3 Minuten kochen lassen, bis die Masse dick wird. Anschließend den Topf vom Herd nehmen und das Eigelb unterrühren.

2 Den Pudding in kalt ausgespülte Dessertschälchen oder Puddingförmchen gießen und 30 Minuten kalt werden lassen.

3 Für den Sirup die Beeren waschen, putzen und pürieren, einige für die Deko beiseitelegen. Mit 3 EL Zucker und 200 ml Wasser in einen Topf geben, aufkochen und bei mittlerer Hitze köcheln lassen, bis sich der Zucker komplett aufgelöst hat. Die halbe Zitrone auspressen, 1 TL Zitronensaft unterrühren. Ein Sieb mit einem Küchentuch auslegen und den Sirup durchfiltern.

4 Die abgekühlten Puddings stürzen und mit dem Sirup übergießen und mit den restlichen Erdbeeren garnieren.

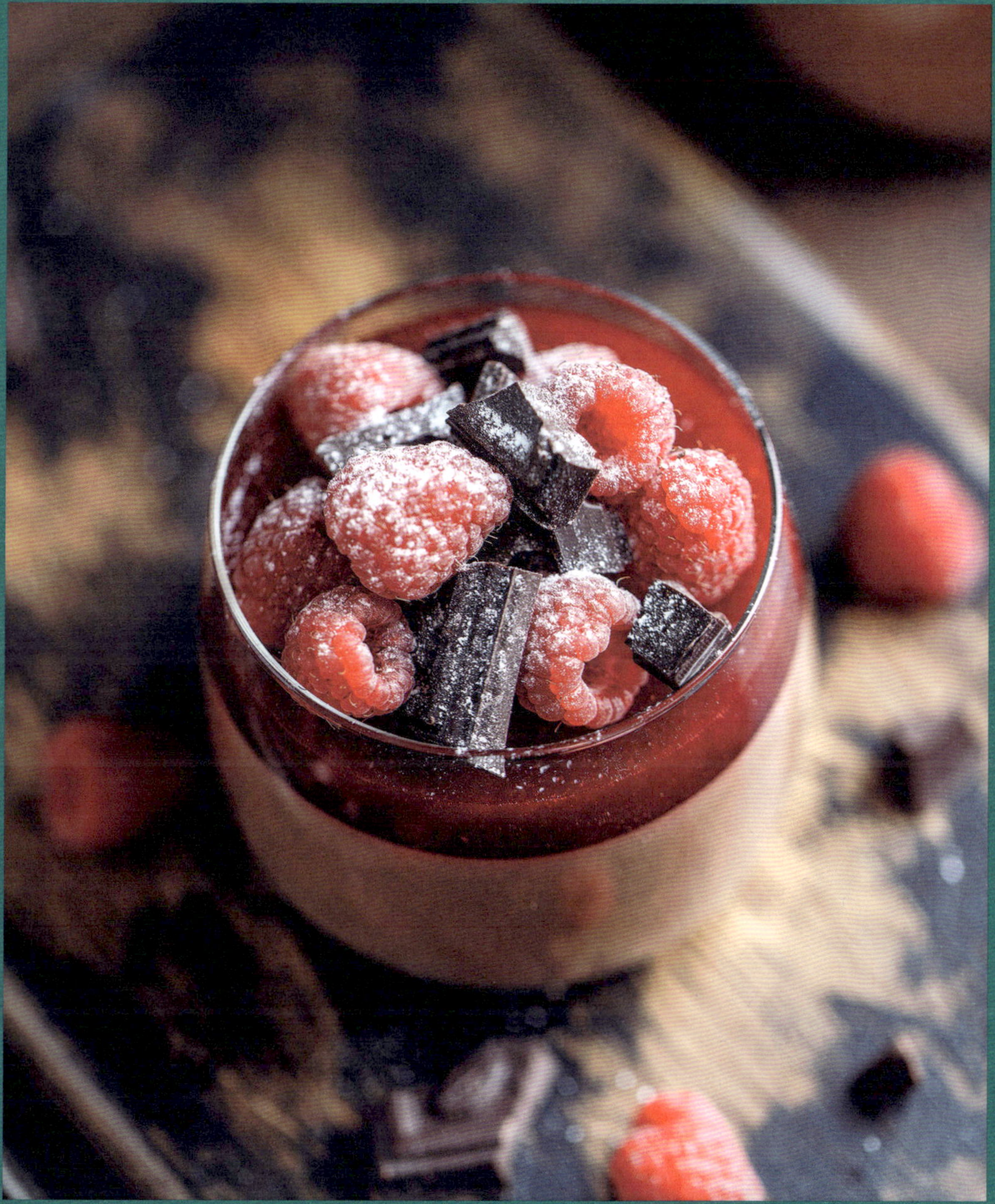

Quarkspeise mit Früchten der Saison

Abklingende Akutphase
Remissionsphase
Zubereitungszeit: 30 Minuten

Zutaten

40 g Speisestärke
60 g Zucker
1 Pck. Vanillezucker
500 ml Milch (3,5 % Fett)
500 g Quark (Halbfettstufe)
Früchte nach Belieben, z. B. Weintrauben, Pfirsich, Himbeeren

Nährwerte pro Portion:
400 kcal
24 g Eiweiß
7 g Fett
57 g Kohlenhydrate

Für 4 Portionen

Zubereitung

1 Speisestärke, die Hälfte des Zuckers und den Vanillezucker mit 100 ml Milch glatt rühren. Die restliche Milch aufkochen und die angerührte Speisestärke einrühren. Eine Minute unter Rühren köcheln lassen, dann vom Herd nehmen und lauwarm abkühlen lassen.

2 Den Quark abtropfen lassen und in eine Schüssel geben. Den restlichen Zucker gründlich untermischen. Die lauwarme Milchmischung dazugeben und unterrühren, abkühlen lassen.

3 Die Früchte waschen, putzen und in mundgerechte Stücke schneiden. Die Quarkcreme mit den Früchten als Topping servieren.

Vanille-Flammeri

Für 4 Portionen

Abklingende Akutphase
Remissionsphase
Zubereitungszeit: 15 Minuten

Zutaten

1 Vanilleschote

500 ml Milch (3,5 % Fett)

2 EL brauner Zucker

40 g Maisstärke

Nährwerte pro Portion:
160 kcal
4 g Eiweiß
4 g Fett
25 g Kohlenhydrate

Zubereitung

1 Die Vanilleschote längs halbieren, das Mark herauskratzen und in 350 ml Milch geben. Die ausgekratzte Vanilleschote dazugeben und aufkochen lassen.

2 150 ml Milch, Zucker und Stärke mit einem Schneebesen verrühren. Die Schote aus der Milch nehmen und die Stärkemischung in die kochende Milch einrühren, aufkochen lassen und unter Rühren etwa 1 Minute weiterköcheln lassen.

3 In vier Schälchen geben und auskühlen lassen.

Tipp

Fammeri lässt sich auch als Schokoladenvariante zubereiten. Am einfachsten ist es, 1–2 EL Backkakao mit der Milch zu verrühren. Edler wird es, wenn du 50 g geriebene Schokolade in der Milch schmelzen lässt.

Milchreis mit Himbeermus

Für 4 Portionen

Abklingende Akutphase
Remissionsphase
Zubereitungszeit: 50 Minuten

Zutaten

1 Vanilleschote
500 ml Milch (3,5 % Fett)
100 g Milchreis
4 EL brauner Zucker
Salz
300 g Himbeeren (frisch oder TK)
2 Pck. Vanillezucker

Nährwerte pro Portion:
250 kcal
7 g Eiweiß
5 g Fett
44 g Kohlenhydrate

Zubereitung

1 Die Vanilleschote längs halbieren, das Mark herauskratzen und in die Milch geben. Die Milch zum Kochen bringen und den Milchreis einstreuen. Zucker und eine Prise Salz hinzufügen und 30 Minuten bei reduzierter Hitze quellen lassen. Immer wieder umrühren, damit der Milchreis nicht anbrennt.

2 Frische Himbeeren verlesen bzw. tiefgefrorene Himbeeren auftauen. Pürieren und durch ein Haarsieb streichen. Das Himbeermus mit Vanillezucker süßen und über den Milchreis geben.

Zwetschgencrumble

Für 3 Portionen

Abklingende Akutphase
Remissionsphase
Zubereitungszeit: 30 Minuten
Backzeit: 30 Minuten

Zutaten

400 g Zwetschgen
50 g weiche Butter
1 TL Zimt
50 g brauner Zucker
50 g Haferflocken
40 g Dinkelmehl Type 630

Nährwerte pro Portion:
350 kcal
4 g Eiweiß
15 g Fett
47 g Kohlenhydrate

Zubereitung

1 Den Ofen auf 200 °C vorheizen. Die Zwetschgen waschen, halbieren und entsteinen. Eine Auflaufform mit etwas Butter einfetten. Die Zwetschgen dicht nebeneinander in die Form setzen. Butter, Zimt, Zucker, Haferflocken und Mehl zu Streuseln verkneten und über die Zwetschgen geben.

2 Den Crumble im Ofen auf der unteren Schiene 30 Minuten backen.

Tipp

Anstelle von Zwetschgen kannst du jedes säuerliche Obst verwenden. Ich mag Crumble am liebsten mit Apfel, aber auch Birne oder Aprikose sind lecker.

Reisauflauf mit Rhabarberkompott

Für 4 Portionen

Abklingende Akutphase
Remissionsphase
Zubereitungszeit: 45 Minuten
Backzeit: 30 Minuten

Zutaten

500 ml Milch (3,5 % Fett)
120 g Milchreis
1 TL abgeriebene Zitronenschale
Salz
2 Eier
40 g Vanillezucker
20 g weiche Butter
500 g Rhabarber
100 ml Apfelsaft
1 EL Maisstärke

Nährwerte pro Portion:
350 kcal
9 g Eiweiß
15 g Fett
40 g Kohlenhydrate

Zubereitung

1 Milch zum Kochen bringen. Milchreis, Zitronenabrieb und eine Prise Salz zugeben und 30 Minuten quellen lassen.

2 Eier trennen. Eigelb, Zucker und Butter schaumig rühren und den etwas abgekühlten Milchreis untermengen. Eiweiß steif schlagen und dieses vorsichtig unterheben. Dann die Reismasse in eine gefettete Auflaufform geben und im Backofen bei 180 °C 30 Minuten garen.

3 Rhabarber schälen und in 3 cm lange Stücke schneiden, mit dem Saft in einen Topf geben und weich kochen. Stärke mit etwas Wasser verrühren, unter Rühren zum Rhabarber geben und noch einmal kurz aufkochen. Den Reisauflauf mit dem Rhabarberkompott servieren.

Grieß-Quark-Auflauf mit Erdbeersoße

Für 4 Portionen

Abklingende Akutphase
Remissionsphase
Zubereitungszeit: 30 Minuten
Backzeit: 40 Minuten

Zubereitung

1 Eier trennen und das Eiweiß steif schlagen. Eigelb mit Honig cremig verrühren. Anschließend den Quark unter die Masse heben. Backpulver mit Grieß mischen und unter die Quarkmasse rühren. Anschließend den Eischnee unter die Masse ziehen und in eine gefettete Auflaufform geben und 40 Minuten im auf 200 °C vorgeheizten Ofen backen.

2 Erdbeeren mit dem Vanillezucker in ein hohes Gefäß geben und pürieren.

3 Den Grieß-Quark-Auflauf warm oder kalt mit der Erdbeersoße servieren.

Zutaten

3 Eier
100 g Honig
500 g Magerquark
½ Pck. Backpulver
70 g Grieß
500 g Erdbeeren (frisch oder TK)
2 Pck. Vanillezucker

Nährwerte pro Portion:
390 kcal
25 g Eiweiß
6 g Fett
55 g Kohlenhydrate

Tipp

Natürlich kannst du auch aus anderen Früchten eine Sauce herstellen.
Apfelmus oder -kompott schmecken ebenfalls sehr lecker.
Rosinenfans geben diese unter den Auflauf und brauchen dann gar keine Fruchtsauce.

Panna cotta mit Pfirsich

Für 4 Portionen

Abklingende Akutphase
Remissionsphase
Zubereitungszeit: 45 Minuten
Kühlzeit: 2 Stunden

Zutaten

1 Vanilleschote
200 g Schlagsahne
200 ml Milch (3,5 % Fett)
50 g Agavensirup
3 Blatt weiße Gelatine
500 g Pfirsiche
1 Limette
3 EL Honig

Nährwerte pro Portion:
320 kcal
5 g Eiweiß
17 g Fett
36 g Kohlenhydrate

Zubereitung

1 Die Vanilleschote längs halbieren und Mark herauskratzen. Zusammen mit Sahne, Milch und Sirup 15 Minuten köcheln lassen. Die Gelatine in kaltem Wasser einweichen.

2 Die Pfirsiche waschen, über Kreuz einschneiden, mit heißem Wasser übergießen und häuten, halbieren und den Kern herauslösen. Die Limette auspressen, die Pfirsiche mit Honig und Limettensaft im Mixer pürieren.

3 Die Vanilleschote aus der Sahnemischung entfernen. Die Gelatine ausdrücken und in die heiße Sahnemischung rühren, bis sie sich auflöst. Abkühlen lassen. Beginnt die Creme zu gelieren, zwei Drittel der pürierten Pfirsiche unterheben, auf vier Gläser verteilen und zwei Stunden kalt stellen.

4 Zum Servieren das Pfirsichpüree auf die Creme verteilen.

Kaiserschmarren

Für 4 Portionen

Abklingende Akutphase
Remissionsphase
Zubereitungszeit: 30 Minuten

Zutaten

40 g Mandelstifte
40 g Rosinen
4 Eier
2 EL brauner Zucker
1 Pck. Vanillezucker
Salz
200 ml Milch (3,5 % Fett)
100 g Dinkelmehl Type 1050
1 EL Butter
1 EL Puderzucker

Nährwerte pro Portion:
390 kcal
14 g Eiweiß
19 g Fett
36 g Kohlenhydrate

Zubereitung

1 Die Mandelstifte in einer Pfanne ohne Öl goldgelb rösten. Die Rosinen kalt abbrausen und gut abtropfen lassen. Die Eier trennen, das Eiweiß steif schlagen, dabei 1 EL Zucker hineinrieseln lassen.

2 Die Eigelbe mit dem übrigen Zucker, Vanillezucker und einer Prise Salz schaumig rühren. Milch und Mehl unterrühren, Rosinen und Mandelstifte daruntermischen. Zuletzt den Eischnee vorsichtig unterheben.

3 Die Butter in einer Pfanne zerlassen. Den Teig hineingießen und bei milder Hitze goldbraun werden lassen. Mit zwei Holzgabeln in grobe Stücke zerzupfen und immer wieder wenden. Vor dem Servieren mit Puderzucker bestreuen.

Tipp

Dazu passt Zwetschgenkompott oder Apfelmus.

Bananen-Schoko-Muffins

Für 12 Stück

Abklingende Akutphase
Remissionsphase
Zubereitungszeit: 30 Minuten
Backzeit: 25 Minuten

Zutaten

4 reife Bananen
225 g Dinkelmehl Type 630
3 EL Kakaopulver
100 g Schokotröpfchen
2 TL Backpulver
2 Eier
80 g brauner Zucker
80 ml Rapsöl

Außerdem

Muffinblech und Papierförmchen

Nährwerte pro Portion:
355 kcal
6 g Eiweiß
10 g Fett
52 g Kohlenhydrate

Zubereitung

1 Den Backofen auf 180 °C vorheizen. Die Bananen mit einer Gabel zerdrücken. Mehl, Kakaopulver, Schokotröpfchen und Backpulver vermischen. Eier, Zucker und Öl zu einer schaumigen Masse schlagen. Die Bananen unterrühren und die Mehlmischung unterheben.

2 Ein Muffinblech mit Papierförmchen auslegen. Den Teig darauf verteilen und 25 Minuten im Ofen backen.

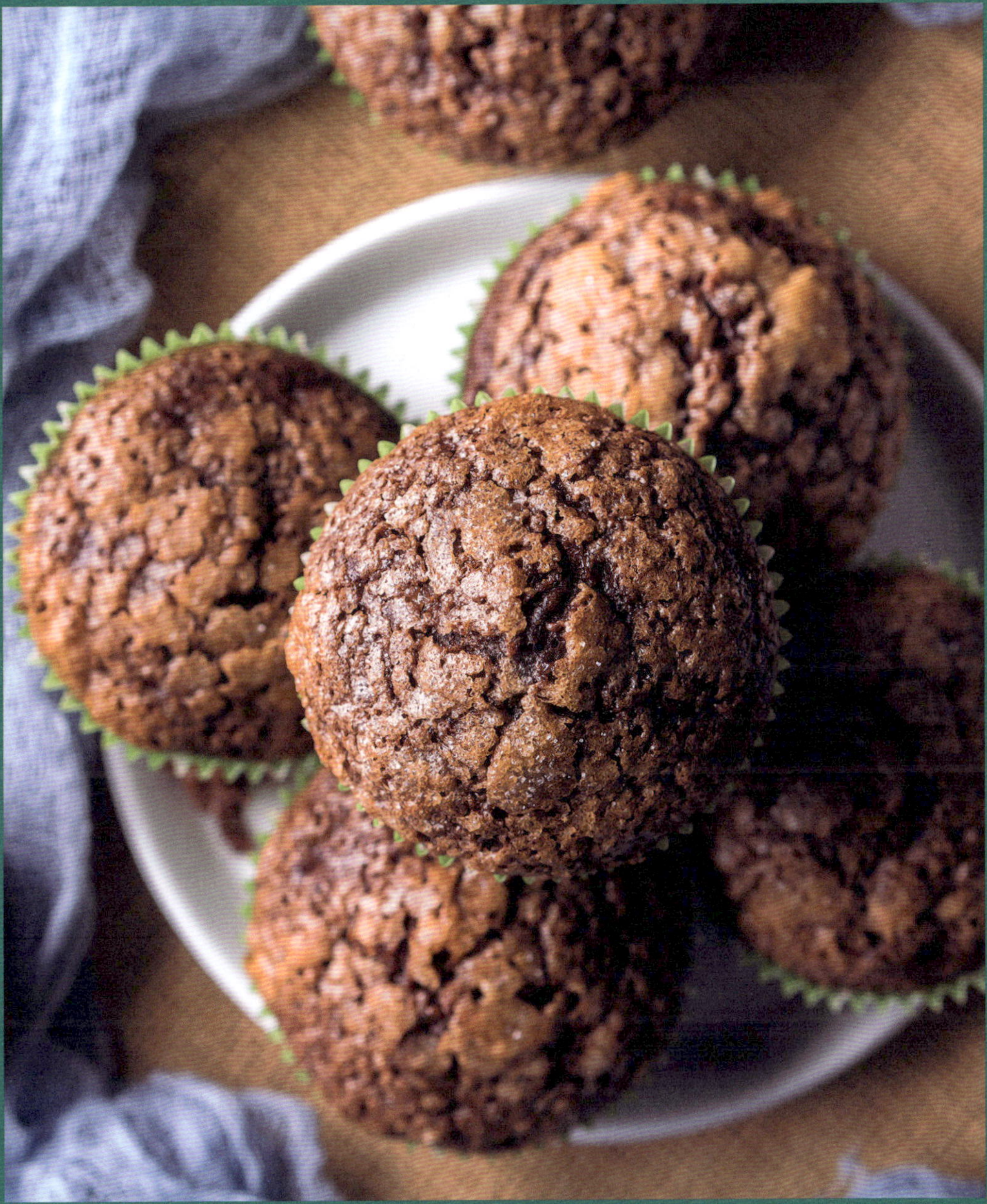

Dattelmuffins

Für 6 Stück

Abklingende Akutphase
Remissionsphase
Zubereitungszeit: 30 Minuten
Backzeit: 25 Minuten

Zutaten

1 Vanilleschote
200 g Datteln
3 Eier
180 g Butter
200 g Dinkelmehl Type 630
2 TL Backpulver
1 TL Spekulatiusgewürz
100 ml Milch (3,5 % Fett)

Außerdem

Muffinblech und Papierförmchen

Nährwerte pro Portion:
335 kcal
7 g Eiweiß
11 g Fett
50 g Kohlenhydrate

Zubereitung

1 Den Backofen auf 180 °C vorheizen. Die Vanilleschote längs halbieren und das Mark herauskratzen. Die Datteln entsteinen und mit den Eiern zu einer cremigen Masse pürieren. Die Butter in einem Topf schmelzen lassen und nacheinander alle anderen Zutaten unter Rühren dazugeben.

2 Ein Muffinblech mit Papierförmchen auslegen, den Teig darauf verteilen und 25 Minuten im Ofen backen.

Mandelküchlein

Für 8 Küchlein

Abklingende Akutphase
Remissionsphase
Zubereitungszeit: 25 Minuten
Backzeit: 20 Minuten

Zubereitung

1 Die Eier trennen. Das Eiweiß steif schlagen, die Eigelbe mit Zucker schaumig rühren. Die Vanilleschote längs halbieren, das Mark herauskratzen. Mandeln, Zitronenabrieb, Vanillemark, Zimt und eine Prise Salz unterheben. Zum Schluss den Eischnee unterheben.

2 Den Backofen auf 180 °C vorheizen. Die Muffinmulden mit Butter einfetten und den Teig auf acht Portionen verteilen. 20 Minuten im Ofen auf mittlerer Schiene backen. Herausnehmen, abkühlen lassen und mit Puderzucker bestäuben.

Zutaten

4 Eier
120 g brauner Zucker
1 Vanilleschote
175 g gemahlene Mandeln
abgeriebene Schale von 1 Zitrone
½ TL Zimt
Salz
1 TL Butter
1–2 TL Puderzucker

Außerdem

Muffinblech

Nährwerte pro Portion:
265 kcal
10 g Eiweiß
16 g Fett
19 g Kohlenhydrate

Tipp

Dieses Küchlein habe ich statt mit Mandeln auch schon mit 75 g gemahlenen Walnüssen und 100 g Vollkorndinkelmehl gebacken.

Dinkelwaffeln

Abklingende Akutphase
Remissionsphase
Zubereitungszeit: 40 Minuten

Für 10 Waffeln

Zutaten

200 g weiche Butter

150 g brauner Zucker

1 Pck. Vanillezucker

4 Eier

250 g Dinkelmehl Type 1050

100 ml Milch (1,5 % Fett)

Außerdem

Waffeleisen

Nährwerte pro Portion:
335 kcal
6 g Eiweiß
20 g Fett
33 g Kohlenhydrate

Zubereitung

1 Die Butter mit Zucker, Vanillezucker und den Eiern cremig schlagen. Abwechselnd nach und nach das Mehl und die Milch unterrühren.

2 Das Waffeleisen aufheizen, einfetten und die Waffeln portionsweise ausbacken.

Tipp

Am fluffigsten werden Waffeln, wenn du das Waffeleisen gut auf höchster Stufe vorgeheizt und kurz vor dem Backen auf mittlere Stufe heruntergeschaltest.

Apfel-Mandel-Waffeln

Für 14 Waffeln

Abklingende Akutphase
Remissionsphase
Zubereitungszeit: 50 Minuten

Zutaten

1 kleiner Apfel
200 g weiche Butter
4 EL Honig
1 EL abgeriebene Zitronenschale
4 Eier
200 g Dinkelvollkornmehl
1 Pck. Backpulver
1 TL Zimt
100 g gemahlene Mandeln
125 ml Milch (3,5 % Fett)

Außerdem

Waffeleisen

Nährwerte pro Portion:
260 kcal
6 g Eiweiß
18 g Fett
18 g Kohlenhydrate

Zubereitung

1 Den Apfel waschen, vierteln, das Gehäuse entfernen und raspeln. Die Butter mit Honig, Zitronenabrieb und Eiern cremig schlagen. Mehl, Backpulver, Zimt und Mandeln mischen. Abwechselnd die Mehlmischung und die Milch unter den Teig rühren. Zum Schluss den geraspelten Apfel unterheben.

2 Das Waffeleisen aufheizen, einfetten und die Waffeln portionsweise ausbacken.

Tipp

Gerne gebe ich noch 5 Esslöffel kernige Haferflocken in den Teig und reduziere das Mehl um 50 g. So haben die Waffeln mehr Biss.

Kleiner Karottenkuchen

Für 8 Stück

Abklingende Akutphase
Remissionsphase
Zubereitungszeit: 40 Minuten
Backzeit: 45 Minuten

Zutaten

150 g Karotten
100 ml Rapsöl
2 Eier
75 g Ahornsirup
1 TL Butter
100 g Dinkelvollkornmehl
1 TL Backpulver
Salz
1 TL Zimt
80 g gemahlene Walnüsse

Außerdem

Springform (Ø 18 cm)

Nährwerte pro Stück:
273 kcal
5 g Eiweiß
21 g Fett
16 g Kohlenhydrate

Zubereitung

1 Die Karotten schälen und fein reiben. Das Öl mit den Eiern und dem Ahornsirup schaumig schlagen. Den Backofen auf 200 °C vorheizen.

2 Zwischen dem Boden und dem Rand einer Springform Backpapier einspannen. Den Rand mit Butter einfetten. Das Mehl mit dem Backpulver, einer Prise Salz und Zimt mischen. Zusammen mit den Walnüssen und den Karotten unter die Masse heben.

3 Den Teig in die Springform füllen und auf mittlerer Schiene 45 Minuten backen. Erst auskühlen lassen, dann aus der Springform lösen.

Tipp

Im Sommer, wenn ich Zucchinischwemme im Garten habe, reibe ich statt Karotte Zucchini in den Teig.

Bananen-Dinkel-Kuchen

Für 10 Stück

Abklingende Akutphase
Remissionsphase
Zubereitungszeit: 20 Minuten
Backzeit: 25 Minuten

Zutaten

6 EL brauner Zucker
Salz
Zimt
3 mittelgroße Bananen
1 Ei
60 ml Milch (3,5 % Fett)
4 EL Rapsöl
150 g Dinkelvollkornmehl
1 TL Backpulver

Außerdem

Springform (Ø 18–20 cm)

Nährwerte pro Stück:
175 kcal
3 g Eiweiß
5 g Fett
28 g Kohlenhydrate

Zubereitung

1 Zwischen dem Boden und dem Rand einer Springform Backpapier einspannen und die Ränder mit etwas Öl einpinseln. Den Backofen auf 175 °C vorheizen.

2 1 EL Zucker in der Form verteilen, salzen und mit Zimt bestäuben. Die Bananen schälen, längs halbieren und mit der Schnittfläche nach unten in die Form legen.

3 Das Ei mit Milch, Öl und 5 EL Zucker schaumig schlagen. Dinkelmehl und Backpulver unterrühren. Den Teig auf den Bananen verteilen und den Kuchen auf mittlerer Schiene 20 Minuten backen.

4 Erst etwas abkühlen lassen, dann den Springformrand lösen. Den Kuchen umdrehen und auf ein Gitter geben, den Springformboden und das Backpapier lösen. Vor dem Schneiden vollständig auskühlen lassen.

Orientalischer Cheese-cake ohne Boden

Abklingende Akutphase
Remissionsphase
Zubereitungszeit: 20 Minuten
Backzeit: 60 Minuten

Zutaten

250 g weiche Butter
250 g brauner Zucker
1 TL Vanillezucker
6 Eier
1 kg Magerquark
100 g Maismehl
1 TL Backpulver
1,5 TL gemahlener Ingwer
1 EL Zimt
1 TL gemahlener Kardamom
1 Prise frisch geriebene Muskatnuss
Salz

Außerdem

Springform (Ø 26 cm)

Nährwerte pro Portion:
370 kcal
16 g Eiweiß
21 g Fett
30 g Kohlenhydrate

Für 12 Stück

Zubereitung

1 Den Backofen auf 180 °C vorheizen. Den Boden einer Springform mit Backpapier auslegen, die Seiten mit etwas Öl einfetten.

2 Butter, Zucker, Vanillezucker und Eier cremig rühren. Den Quark hinzufügen und zu einer homogenen Masse rühren. Mehl, Backpulver, Gewürze und eine Prise Salz hinzufügen und unterrühren.

3 Den Teig in eine Springform geben, glatt streichen und im Ofen bei 180 °C 60 Minuten backen. Im Backofen auskühlen lassen, um Risse zu vermeiden. Dann herausnehmen und vorsichtig aus der Form lösen.

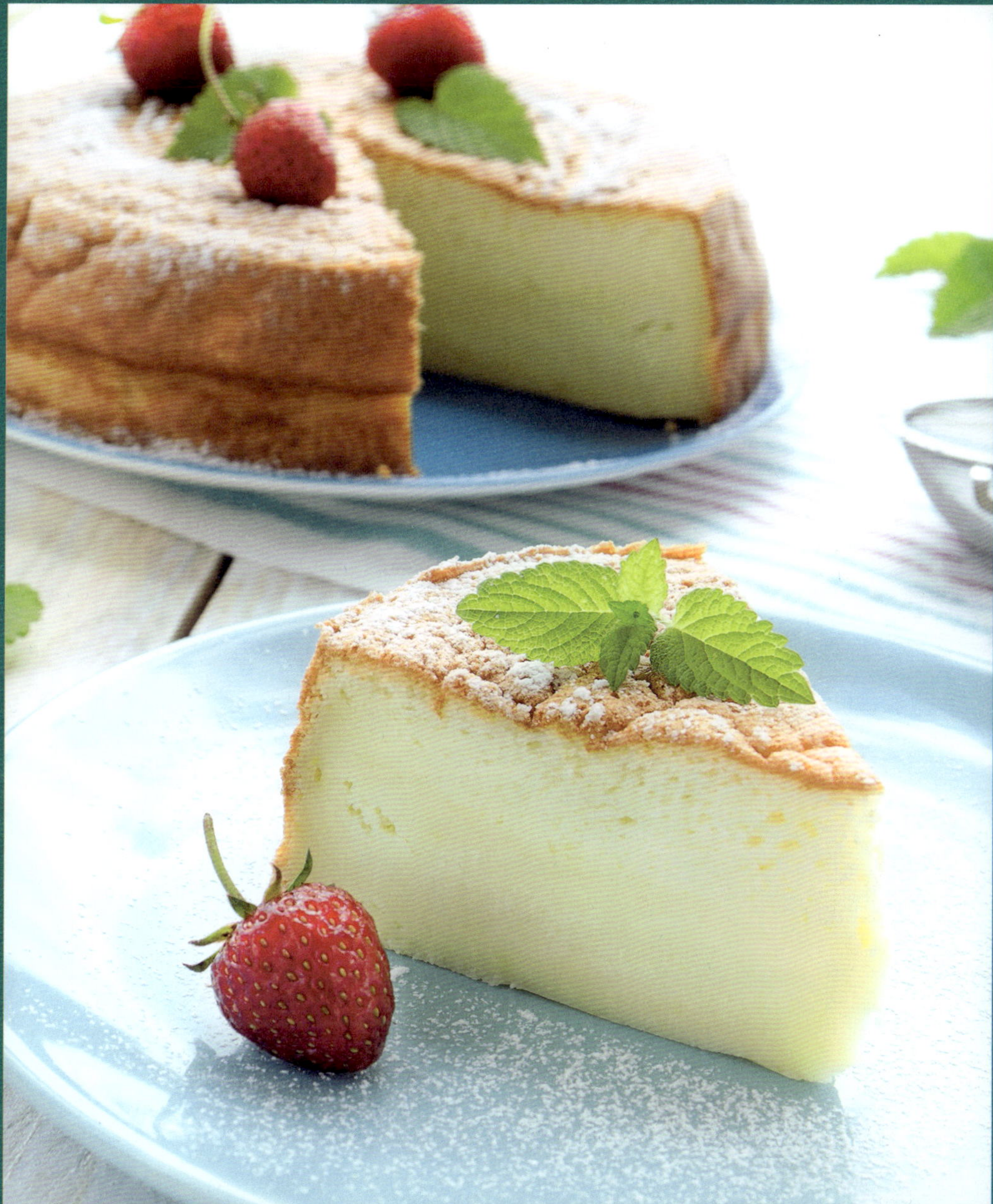

Beeren-Kartoffel-Kuchen

Für 10 Stück

Abklingende Akutphase
Remissionsphase
Zubereitungszeit: 50 Minuten
Backzeit: 45 Minuten

Zutaten

3 gekochte, mittelgroße mehligkochende Kartoffeln
250 g TK-Beerenmischung
3 Eier
150 g brauner Zucker
80 ml Rapsöl
100 g gemahlene Walnüsse
50 g Kartoffelstärke
1 TL Butter

Außerdem

Springform (Ø 18 cm)

Nährwerte pro Stück:
267 kcal
5 g Eiweiß
16 g Fett
25 g Kohlenhydrate

Zubereitung

1 Die Kartoffeln auf einer Reibe fein reiben. Den Backofen auf 175 °C vorheizen. Die Beeren antauen lassen.

2 Die Eier mit dem Zucker verrühren, bis eine schaumige Masse entsteht. Das Öl unterrühren. Die Kartoffelmasse mit Walnüssen, Stärke und Backpulver vermengen und unter die Masse rühren.

3 Eine Springform mit Backpapier auslegen und den Rand mit Butter einfetten. Den Teig einfüllen. Die angetauten Beeren auf dem Teig verteilen und 45 Minuten auf mittlerer Schiene backen. Vor dem Aus-der-Form-Nehmen abkühlen lassen.

Buttermilch-Mandel-Kuchen

Für 20 Stück

Abklingende Akutphase
Remissionsphase
Zubereitungszeit: 30 Minuten
Backzeit: 25 Minuten

Zutaten

3 Eier
200 g brauner Zucker
2 Pck. Vanillezucker
300 ml Buttermilch
350 g Dinkelmehl Type 630
1 Pck. Backpulver
200 g Mandelblättchen
200 g Sahne (30 % Fett)
125 g Butter

Nährwerte pro Portion:
260 kcal
6 g Eiweiß
15 g Fett
25 g Kohlenhydrate

Zubereitung

1 Eier, 150 g Zucker und Vanillezucker schaumig schlagen. Die Buttermilch unterrühren. Mehl und Backpulver mischen und esslöffelweise unter die Eiermasse rühren. Den Ofen auf 180 °C vorheizen.

2 Den Teig auf ein Backblech geben, glatt streichen und mit den Mandelblättchen und dem restlichen Zucker bestreuen. Auf der mittleren Schiene im Ofen 25 Minuten backen.

3 Inzwischen für den Guss Sahne und Butter aufkochen und direkt nach dem Backen auf den noch heißen Kuchen gießen. Vor dem Servieren vollständig abkühlen lassen.

Tipp

Ein saftiger Kuchen, der nur mit echter Butter ein tolles Aroma hat, die daher nicht durch Margarine ersetzt werden sollte.

Power-Hanfriegel mit Schokolade

Für 10 Riegel

Abklingende Akutphase
Remissionsphase
Zubereitungszeit: 25 Minuten
Backzeit: 25 Minuten

Zutaten

75 g dunkle Schokolade (mind. 75 %)
75 g Haferflocken
25 g Hanfsamen, geschält
60 g Walnüsse
1 EL Kakaopulver
1 Prise Vanillepulver
Salz
3 Eier
60 ml Walnussöl
40 ml Ahornsirup

Nährwerte pro Riegel:
345 kcal
11 g Eiweiß
22 g Fett
26 g Kohlenhydrate

Zubereitung

1 Den Backofen auf 180 °C vorheizen. Die Schokolade in kleine Stücke hacken, die Walnüsse grob hacken. Alle trockenen Zutaten in eine Schüssel geben und vermengen. Eier, Öl und Ahornsirup dazugeben und mit einem Holzlöffel oder den Händen vermischen.

2 Eine Kastenform einfetten, die Masse hineingeben und glatt streichen, 25 Minuten auf mittlerer Schiene im Ofen backen. Die Riegel noch lauwarm schneiden und vor dem Servieren vollständig auskühlen lassen.

Tipp

Lass die Riegel vollständig auskühlen, damit sie hart werden.

Schneegipfelchen

Für 25 Stück

Abklingende Akutphase
Remissionsphase
Zubereitungszeit: 30 Minuten
Kühlzeit: 60 Minuten
Backzeit: 12–14 Minuten

Zutaten

90 g weiche Butter
225 g brauner Zucker
2 Eier
135 g Kartoffelmehl
1 EL Kakaopulver
1,5 TL Backpulver
Salz
250 g Blockschokolade
2 EL Milch (3,5 % Fett)
2–3 EL Puderzucker

Nährwerte pro Portion:
170 kcal
2 g Eiweiß
7 g Fett
22 g Kohlenhydrate

Zubereitung

1 Butter und Zucker cremig rühren, die Eier hinzufügen und gründlich verrühren. In einer weiteren Schüssel Kartoffelmehl, Kakao, Backpulver und eine Prise Salz mischen. Die Schokolade im Wasserbad schmelzen lassen.

2 Nach und nach die Mehlmischung zur Butter-Zucker-Eier-Masse geben, Schokolade und Milch hinzufügen und alles zu einem glatten Teig verarbeiten. Mindestens eine Stunde im Kühlschrank ruhen lassen.

3 Den Backofen auf 180 °C vorheizen. Aus dem Teig 25 Kugeln formen. Puderzucker in eine Schüssel füllen und die Kugeln darin wälzen, auf ein mit Backpapier ausgelegtes Backblech geben und 12–14 Minuten im Ofen backen, bis sie fest sind. Auf einem Kuchengitter abkühlen lassen.

Husarenkrapfen

Für ca. 50 Stück

Abklingende Akutphase
Remissionsphase
Zubereitungszeit: 45 Minuten
Kühlzeit: 60 Minuten
Backzeit: 10–12 Minuten

Zutaten

2 Eier

200 g Dinkelvollkornmehl

75 g brauner Zucker

1 EL Vanillezucker

150 g weiche Butter

100 g gemahlene Haselnüsse

1 Prise Salz

5 EL Johannisbeergelee

Außerdem

Spritzbeutel

Nährwerte pro Stück:
60 kcal
1 g Eiweiß
4 g Fett
5 g Kohlenhydrate

Zubereitung

1 Die Eier trennen, das Eigelb mit den restlichen Zutaten bis auf das Johannisbeergelee zu einem glatten Teig verarbeiten und eine Stunde im Kühlschrank kaltstellen.

2 Den Backofen auf 180 °C vorheizen. Den Teig zu drei gleich langen Rollen formen und jede Rolle in etwa 16–18 gleich große Stücke schneiden. Mit der Hand zu Kugeln rollen, mit Abstand auf ein Backblech setzen und mit einem Kochlöffelstiel jeweils eine Mulde drücken.

3 Das Johannisbeergelee glatt rühren, in einen Spritzbeutel füllen und die Mulden befüllen. Auf mittlerer Schiene 10–12 Minuten backen und gut auskühlen lassen.

Tipp

Wenn du keinen Spritzbeutel hast, kannst du auch einen Gefrierbeutel verwenden, von dem du eine winzige Ecke abschneidest.

Würzige Orangeatkipferl

Für 60 Stück

Abklingende Akutphase
Remissionsphase
Zubereitungszeit: 45 Minuten
Kühlzeit: 2 Stunden
Backzeit: 10–12 Minuten

Zubereitung

1 Das Orangeat sehr fein hacken. Butter, Zucker und eine Prise Salz schaumig rühren. Mehl, Haselnüsse, Zimt und Orangeat unter die Buttermasse kneten. In Frischhaltefolie wickeln und zwei Stunden im Kühlschrank kaltstellen.

2 Den Backofen auf 180 °C vorheizen. Aus dem Teig drei 1 cm dicke Rollen formen und diese in je 20 5 cm lange Stücke schneiden. Zu Kipferln formen und auf ein mit Backpapier ausgelegtes Blech setzen. 10–12 Minuten backen und auskühlen lassen.

3 Die Kuvertüre im Wasserbad erwärmen, in einen Spritzbeutel füllen und die Kipferln mit Streifen verzieren.

Zutaten

80 g Orangeat
200 g weiche Butter
120 g brauner Zucker
Salz
230 g Dinkelvollkornmehl
100 g gemahlene Haselnüsse
1 Msp. Zimt
100 g weiße Kuvertüre

Außerdem

Spritzbeutel

Nährwerte pro Stück:
70 kcal
1 g Eiweiß
4 g Fett
7 g Kohlenhydrate

Tipp

Eine fruchtige Alternative zu den klassischen Vanillekipferl. Sie schmecken auch mit Zitronat anstelle von Orangeat.

Haferflockentaler

Abklingende Akutphase
Remissionsphase
Zubereitungszeit: 20 Minuten
Backzeit: 15 Minuten

Zutaten

250 g weiche Butter
350 g brauner Zucker
2 Eier
125 g Dinkelvollkornmehl
250 g Haferflocken
1 Pck. Backpulver
100 g Rosinen

Nährwerte pro Portion:
85 kcal
1 g Eiweiß
4 g Fett
11 g Kohlenhydrate

Für 60 Stück

Zubereitung

1 Butter, Zucker und Eier schaumig schlagen. Das Mehl mit den Haferflocken und dem Backpulver mischen. Nach und nach unter den Teig heben. Zum Schluss die Rosinen daruntermengen.

2 Den Backofen auf 200 °C vorheizen. Mit zwei Teelöffeln kleine Häufchen abstechen und auf ein mit Backpapier ausgelegtes Blech setzen. Auf mittlerer Schiene 15 Minuten backen und auf einem Kuchengitter auskühlen lassen.

Tipp

Möchtest du die Taler weich und saftig, dann nimm zarte Haferflocken. Mehr Biss und Struktur bekommen sie mit der körnigen Variante.

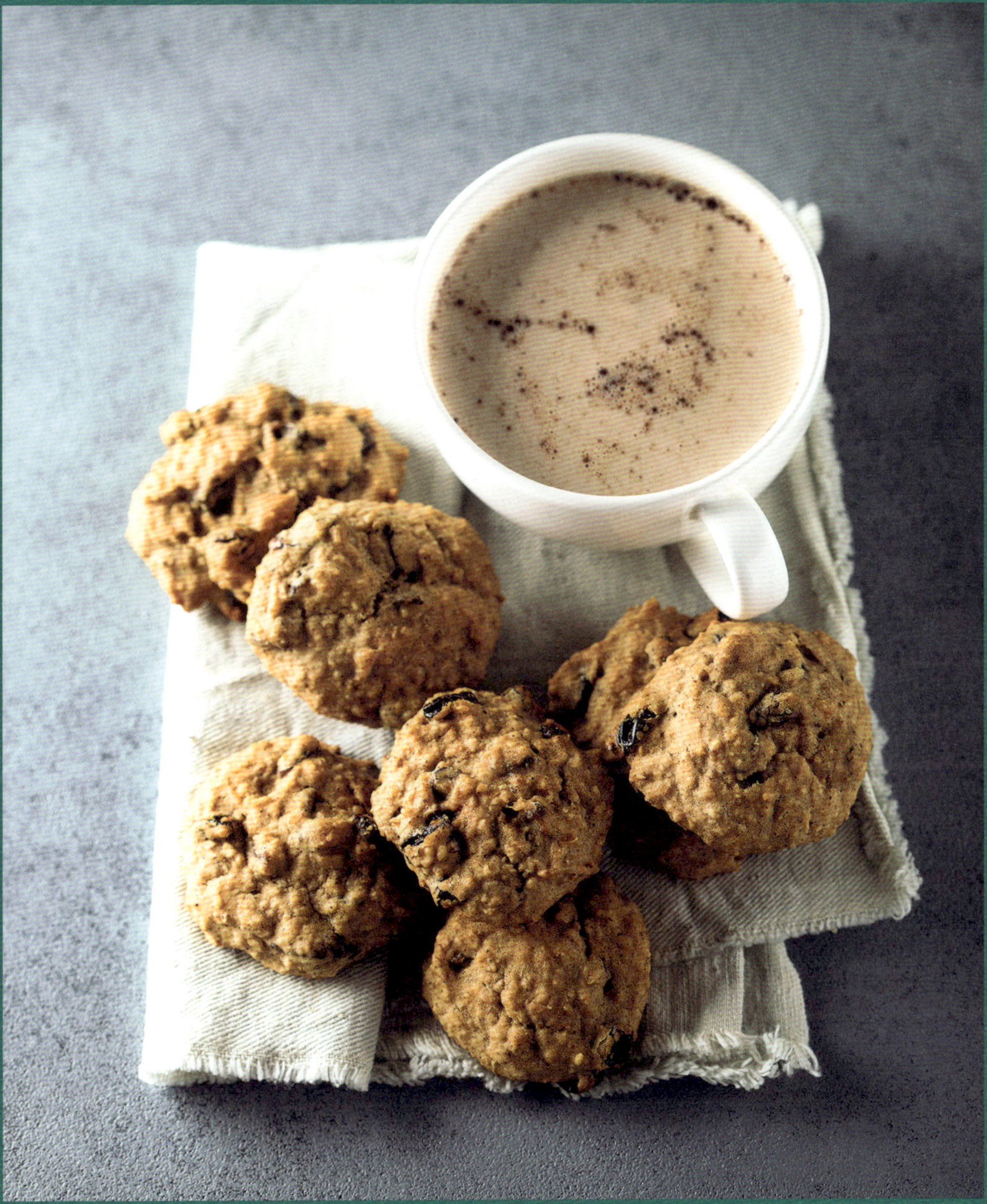

Rezeptregister

FRÜHSTÜCKSIDEEN

DIPS UND AUFSTRICHE

KLEINE GERICHTE FÜR ZWISCHENDURCH

HAUPTGERICHTE FÜR JEDEN TAG

BROT UND BRÖTCHEN SELBST GEMACHT

SÜSSES UND DESSERTS VERTRÄGLICH GENIESSEN

Bibliografische Information der Deutschen Nationalbibliothek
Die Deutsche Nationalbibliothek verzeichnet diese Publikation in der Deutschen Nationalbibliografie; detaillierte bibliografische Daten sind im Internet über https://dnb.de abrufbar.

ISBN 978-3-8426-3223-3 (Print)
ISBN 978-3-8426-3224-0 (PDF)
ISBN 978-3-8426-3225-7 (EPUB)

Abbildungen:
Titelmotiv: stock.adobe.com: Feri, Maria
stock.adobe.com: Maria: 6, 22; GraphicsRF: 11; designua: 17; pikovit: 19; Yulia Furman: 48/49, 55; ytochka89: 53; Ildi: 59; Jiri Hera: 61; anammarques: 63; Anastasiia K.: 65; harmoony: 67; Kitty: 71; sara_winter: 73; Eddie: 75; marysckin: 81; Oksana: 83; valkyrielynn: 85; annapustynnikova: 91; lilechka75: 93; Ildi: 99; Ustinova: 107; Corinna Gissemann: 109, 161; SerPak: 111 (KI-generiert); Svetlana Kolpakova: 115; vkuslandia: 117; nblxer: 129; HLPhoto: 139, 155; Ev Gv: 143; Sunny Forest: 145; vaaseenaa: 147; agneskantaruk: 149; eflstudioart: 153; Agnes: 163; tenkende: 173; julie208: 181; marysckin: 189
Autorinnenfoto: T. W. Klein

Originalausgabe

Die Ratgebermarke der Schlütersche Fachmedien GmbH
Hans-Böckler-Allee 7, 30173 Hannover
www.humboldt.de
buchvertrieb@schluetersche.de
www.schluetersche.de

Aus Gründen der besseren Lesbarkeit wurde in diesem Buch die männliche Form gewählt, nichtsdestoweniger beziehen sich Personenbezeichnungen gleichermaßen auf Angehörige des männlichen und weiblichen Geschlechts sowie auf Menschen, die sich keinem Geschlecht zugehörig fühlen.
Autorin und Verlag haben dieses Buch sorgfältig erstellt und geprüft. Für eventuelle Fehler kann dennoch keine Gewähr übernommen werden. Weder Autorin noch Verlag können für eventuelle Nachteile oder Schäden, die aus in diesem Buch vorgestellten Erfahrungen, Meinungen, Studien, Therapien, Medikamenten, Methoden und praktischen Hinweisen resultieren, eine Haftung übernehmen. Insgesamt bieten alle vorgestellten Inhalte und Anregungen keinen Ersatz für eine medizinische Beratung, Betreuung und Behandlung.
Etwaige geschützte Warennamen (Warenzeichen) werden nicht besonders kenntlich gemacht. Daraus kann nicht geschlossen werden, dass es sich um freie Warennamen handelt.

Gedruckt mit mineralölfrei hergestellten Druckfarben und Strom aus erneuerbaren Energien. Die eingesetzten Klebe- und Bindestoffe entsprechen den derzeitigen Umweltstandards, die vom RAL-Institut für Gütesicherung und Kennzeichnung geprüft wurden.

Lektorat: Linda Strehl, München
Layout: Lichten, Kommunikation und Gestaltung, Hamburg
Covergestaltung: ZERO Werbeagentur, München
Satz: Die Feder · Werbeagentur GmbH, Wetzlar
Druck und Bindung: Gutenberg Beuys Feindruckerei GmbH, Langenhagen